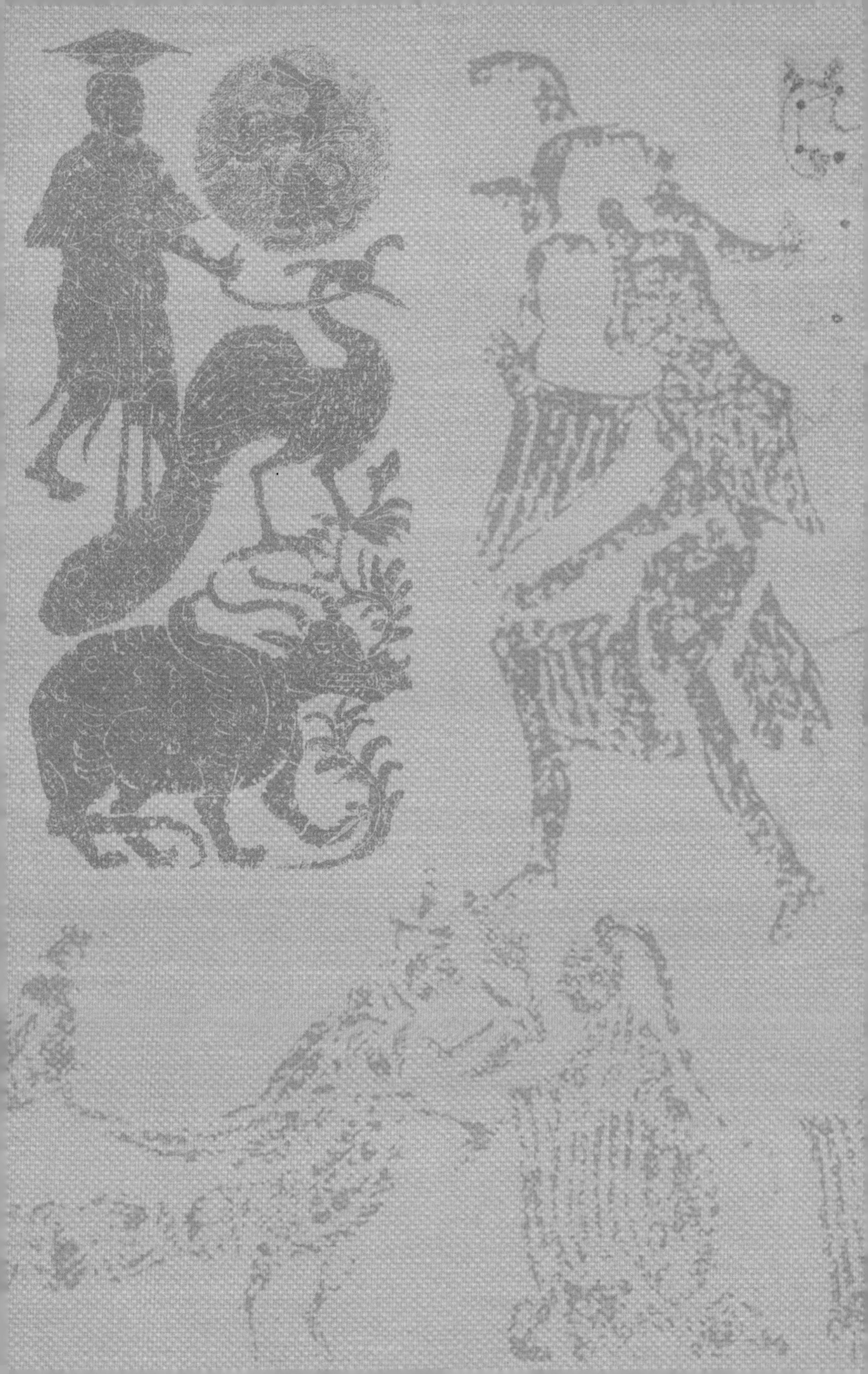

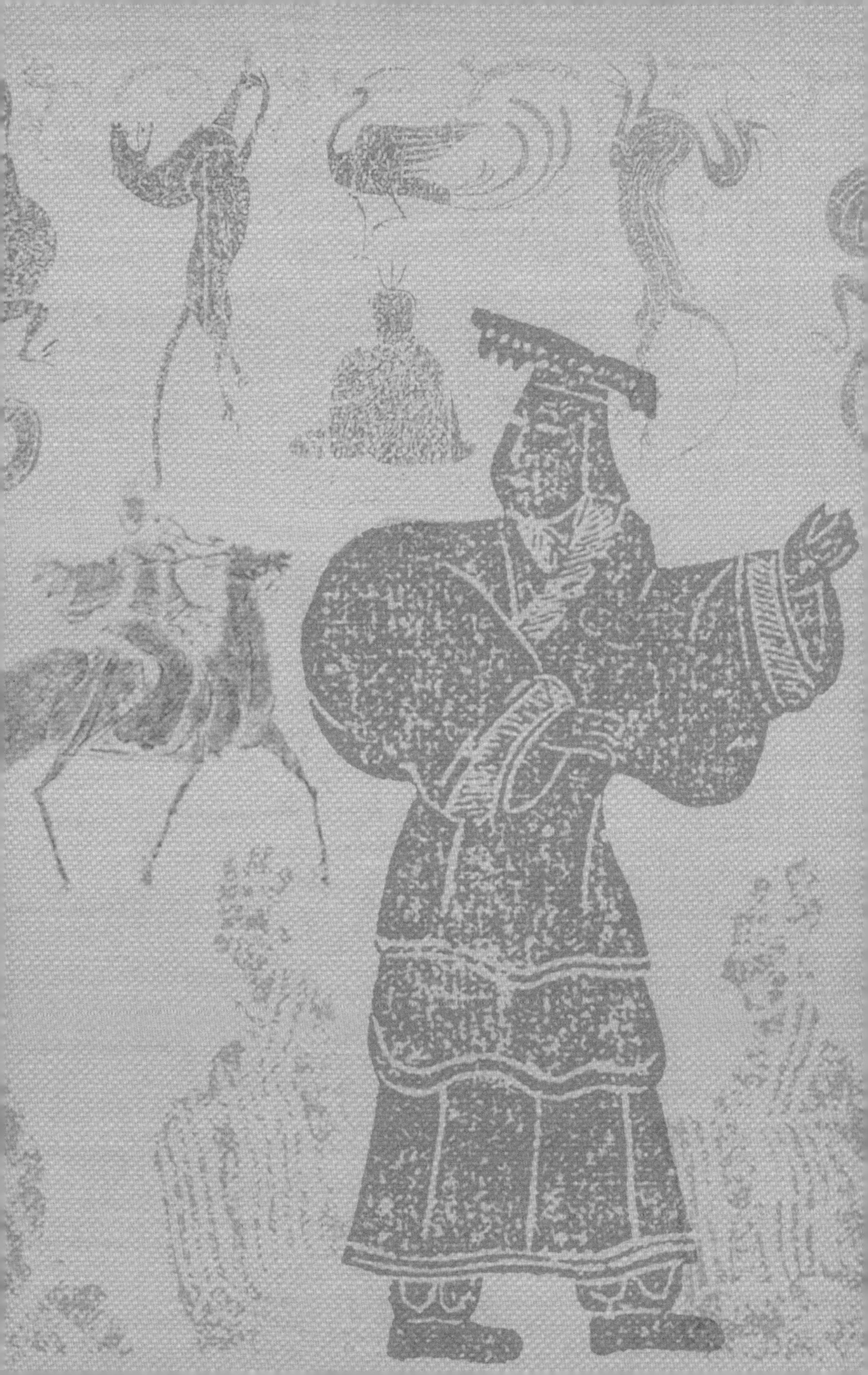

中国古医籍整理丛书

罗太无口授三法

元·罗知悌　口授
元·朱震亨　述录
张雪丹　张如青　校注

中国中医药出版社
·北　京·

图书在版编目（CIP）数据

罗太无口授三法/（元）罗知悌口授；（元）朱震亨述录；张雪丹，张如青校注. —北京：中国中医药出版社，2015.1（2024.7 重印）
（中国古医籍整理丛书）
ISBN 978 – 7 – 5132 – 2418 – 5

Ⅰ.①罗…　Ⅱ.①罗…②朱…③张…④张…　Ⅲ.①中医内科 – 疑难病 – 中医治疗法②妇科病 – 疑难病 – 中医治疗法　Ⅳ.①R25②R271.1

中国版本图书馆 CIP 数据核字（2015）第 030456 号

中 国 中 医 药 出 版 社 出 版
北京经济技术开发区科创十三街 31 号院二区 8 号楼
邮政编码　100176
传真　010 64405721
北京盛通印刷股份有限公司印刷
各地新华书店经销

*

开本 710×1000　1/16　印张 5.5　字数 40 千字
2015 年 1 月第 1 版　2024 年 7 月第 3 次印刷
书　号　ISBN 978 – 7 – 5132 – 2418 – 5

*

定价　19.00 元
网址　www.cptcm.com

如有印装质量问题请与本社出版部调换

服务热线　010 64405510
购书热线　010 64065415　010 64065413
微信服务号　zgzyycbs
书店网址　csln.net/qksd/
官方微博　http：//e.weibo.com/cptcm
淘宝天猫网址　http：//zgzyycbs.tmall.com

国家中医药管理局
中医药古籍保护与利用能力建设项目
组织工作委员会

主 任 委 员 王国强
副 主 任 委 员 王志勇 李大宁
执行主任委员 曹洪欣 苏钢强 王国辰 欧阳兵
执行副主任委员 李 昱 武 东 李秀明 张成博
委 员

各省市项目组分管领导和主要专家

（山东省）武继彪 欧阳兵 张成博 贾青顺
（江苏省）吴勉华 周仲瑛 段金廒 胡 烈
（上海市）张怀琼 季 光 严世芸 段逸山
（福建省）阮诗玮 陈立典 李灿东 纪立金
（浙江省）徐伟伟 范永升 柴可群 盛增秀
（陕西省）黄立勋 呼 燕 魏少阳 苏荣彪
（河南省）夏祖昌 刘文第 韩新峰 许敬生
（辽宁省）杨关林 康廷国 石 岩 李德新
（四川省）杨殿兴 梁繁荣 余曙光 张 毅

各项目组负责人

王振国（山东省） 王旭东（江苏省） 张如青（上海市）
李灿东（福建省） 陈勇毅（浙江省） 焦振廉（陕西省）
蔡永敏（河南省） 鞠宝兆（辽宁省） 和中浚（四川省）

项目专家组

顾　问　马继兴　张灿玾　李经纬

组　长　余瀛鳌

成　员　李致忠　钱超尘　段逸山　严世芸　鲁兆麟
　　　　郑金生　林端宜　欧阳兵　高文柱　柳长华
　　　　王振国　王旭东　崔　蒙　严季澜　黄龙祥
　　　　陈勇毅　张志清

项目办公室（组织工作委员会办公室）

主　任　王振国　王思成

副主任　王振宇　刘群峰　陈榕虎　杨振宁　朱毓梅
　　　　刘更生　华中健

成　员　陈丽娜　邱　岳　王　庆　王　鹏　王春燕
　　　　郭瑞华　宋咏梅　周　扬　范　磊　张永泰
　　　　罗海鹰　王　爽　王　捷　贺晓路　熊智波

秘　书　张丰聪

前言

中医药古籍是传承中华优秀文化的重要载体，也是中医学传承数千年的知识宝库，凝聚着中华民族特有的精神价值、思维方法、生命理论和医疗经验，不仅对于传承中医学术具有重要的历史价值，更是现代中医药科技创新和学术进步的源头和根基。保护和利用好中医药古籍，是弘扬中国优秀传统文化、传承中医学术的必由之路，事关中医药事业发展全局。

1949年以来，在政府的大力支持和推动下，开展了系统的中医药古籍整理研究。1958年，国务院科学规划委员会古籍整理出版规划小组在北京成立，负责指导全国的古籍整理出版工作。1982年，国务院古籍整理出版规划小组召开全国古籍整理出版规划会议，制定了《古籍整理出版规划（1982—1990）》，卫生部先后下达了两批200余种中医古籍整理任务，掀起了中医古籍整理研究的新高潮，对中医文化与学术的弘扬、传承和发展，发挥了极其重要的作用，产生了不可估量的深远影响。

2007年《国务院办公厅关于进一步加强古籍保护工作的意见》明确提出进一步加强古籍整理、出版和研究利用，以及

“保护为主、抢救第一、合理利用、加强管理”的方针。2009年《国务院关于扶持和促进中医药事业发展的若干意见》指出，要“开展中医药古籍普查登记，建立综合信息数据库和珍贵古籍名录，加强整理、出版、研究和利用”。《中医药创新发展规划纲要（2006—2020）》强调继承与创新并重，推动中医药传承与创新发展。

2003～2010年，国家财政多次立项支持中国中医科学院开展针对性中医药古籍抢救保护工作，在中国中医科学院图书馆设立全国唯一的行业古籍保护中心，影印抢救濒危珍本、孤本中医古籍1640余种；整理发布《中国中医古籍总目》；遴选351种孤本收入《中医古籍孤本大全》影印出版；开展了海外中医古籍目录调研和孤本回归工作，收集了11个国家和2个地区137个图书馆的240余种书目，基本摸清流失海外的中医古籍现状，确定国内失传的中医药古籍共有220种，复制出版海外所藏中医药古籍133种。2010年，国家财政部、国家中医药管理局设立“中医药古籍保护与利用能力建设项目”，资助整理400余种中医药古籍，并着眼于加强中医药古籍保护和研究机构建设，培养中医古籍整理研究的后备人才，全面提高中医药古籍保护与利用能力。

在此，国家中医药管理局成立了中医药古籍保护和利用专家组和项目办公室，专家组负责项目指导、咨询、质量把关，项目办公室负责实施过程的统筹协调。专家组成员对古籍整理研究具有丰富的经验，有的专家从事古籍整理研究长达70余年，深知中医药古籍整理研究的重要性、艰巨性与复杂性，履行职责认真务实。专家组从书目确定、版本选择、点校、注释等各方面，为项目实施提供了强有力的专业指导。老一辈专家的学术水平和智慧，是项目成功的重要保证。项目承担单位山东中医药大学、南京中医药大学、上海中医药大学、福建中医药大学、浙江省中医药研究院、陕西省中医药研究院、河南省中医药研究院、辽宁中医药大学、成都中医药大学及所在省市中医药管理部门精心组织，充分发挥区域间互补协作的优势，并得到承担项目出版工作的中国中医药出版社大力配合，全面推进中医药古籍保护与利用网络体系的构建和人才队伍建设，使一批有志于中医学术传承与古籍整理工作的人才凝聚在一起，研究队伍日益壮大，研究水平不断提高。

本着“抢救、保护、发掘、利用”的理念，该项目重点选择近60年未曾出版的重要古医籍，综合考虑所选古籍的保护价值、学术价值和实用价值。400余种中医药古籍涵盖了医经、基础理论、诊法、伤寒金匮、温病、本草、方书、内科、外科、女科、儿科、伤科、眼科、咽喉口齿、针灸推拿、养生、医案医话医论、医史、临证综合等门类，跨越唐、宋、金元、明以迄清末。全部古籍均按照项目办公室组织完成的行业标准《中医古籍整理规范》及《中医药古籍整理细则》进行整理校注，绝大多数中医药古籍是第一次校注出版，一批孤本、稿本、抄本更是首次整理面世。对一些重要学术问题的研究成果，则集中收录于各书的“校注说明”或“校注后记”中。

“既出书又出人”是本项目追求的目标。近年来，中医药古籍整理工作形势严峻，老一辈逐渐退出，新一代普遍存在整理研究古籍的经验不足、专业思想不坚定等问题，使中医古籍整理面临人才流失严重、青黄不接的局面。通过本项目实施，搭建平台，完善机制，培养队伍，提升能力，经过近5年的建设，锻炼了一批优秀人才，老中青三代齐聚一堂，有效地稳定了研究队伍，为中医药古籍整理工作的开展和中医文化与学术的传承提供必备的知识和人才储备。

本项目的实施与《中国古医籍整理丛书》的出版，对于加强中医药古籍文献研究队伍建设、建立古籍研究平台，提高古籍整理水平均具有积极的推动作用，对弘扬我国优秀传统文化，推进中医药继承创新，进一步发挥中医药服务民众的养生保健与防病治病作用将产生深远影响。

第九届、第十届全国人大常委会副委员长许嘉璐先生，国家卫生计生委副主任、国家中医药管理局局长、中华中医药学会会长王国强先生，我国著名医史文献专家、中国中医科学院马继兴先生在百忙之中为丛书作序，我们深表敬意和感谢。

由于参与校注整理工作的人员较多，水平不一，诸多方面尚未臻完善，希望专家、读者不吝赐教。

国家中医药管理局中医药古籍保护与利用能力建设项目办公室

二〇一四年十二月

许 序

“中医”之名立，迄今不逾百年，所以冠以“中”字者，以别于“洋”与“西”也。慎思之，明辨之，斯名之出，无奈耳，或亦时人不甘泯没而特标其犹在之举也。

前此，祖传医术（今世方称为“学”）绵延数千载，救民无数；华夏屡遭时疫，皆仰之以度困厄。中华民族之未如印第安遭染殖民者所携疾病而族灭者，中医之功也。

医兴则国兴，国强则医强。百年运衰，岂但国土肢解，五千年文明亦不得全，非遭泯灭，即蒙冤扭曲。西方医学以其捷便速效，始则为传教之利器，继则以“科学”之冕畅行于中华。中医虽为内外所夹击，斥之为蒙昧，为伪医，然四亿同胞衣食不保，得获西医之益者甚寡，中医犹为人民之所赖。虽然，中国医学日益陵替，乃不可免，势使之然也。呜呼！覆巢之下安有完卵？

嗣后，国家新生，中医旋即得以重振，与西医并举，探寻结合之路。今也，中华诸多文化，自民俗、礼仪、工艺、戏曲、历史、文学，以至伦理、信仰，皆渐复起，中国医学之兴乃属必然。

迄今中医犹为国家医疗系统之辅，城市尤甚。何哉？盖一则西医赖声、光、电技术而于20世纪发展极速，中医则难见其进。二则国人惊羡西医之“立竿见影”，遂以为其事事胜于中医。然西医已自觉将入绝境：其若干医法正负效应相若，甚或负远逾于正；研究医理者，渐知人乃一整体，心、身非如中世纪所认定为二对立物，且人体亦非宇宙之中心，仅为其一小单位，与宇宙万象万物息息相关。认识至此，其已向中国医学之理念“靠拢”矣，虽彼未必知中国医学何如也。唯其不知中国医理何如，纯由其实践而有所悟，益以证中国之认识人体不为伪，亦不为玄虚。然国人知此趋向者，几人？

国医欲再现宋明清高峰，成国中主流医学，则一须继承，一须创新。继承则必深研原典，激清汰浊，复吸纳西医及我藏、蒙、维、回、苗、彝诸民族医术之精华；创新之道，在于今之科技，既用其器，亦参照其道，反思己之医理，审问之，笃行之，深化之，普及之，于普及中认知人体及环境古今之异，以建成当代国医理论。欲达于斯境，或需百年欤？予恐西医既已醒悟，若加力吸收中医精粹，促中医西医深度结合，形成21世纪之新医学，届时“制高点”将在何方？国人于此转折之机，能不忧虑而奋力乎？

予所谓深研之原典，非指一二习见之书、千古权威之作；就医界整体言之，所传所承自应为医籍之全部。盖后世名医所著，乃其秉诸前人所述，总结终生行医用药经验所得，自当已成今世、后世之要籍。

盛世修典，信然。盖典籍得修，方可言传言承。虽前此50余载已启医籍整理、出版之役，惜旋即中辍。阅20载再兴整理、出版之潮，世所罕见之要籍千余部陆续问世，洋洋大观。

今复有“中医药古籍保护与利用能力建设”之工程，集九省市专家，历经五载，董理出版自唐迄清医籍，都400余种，凡中医之基础医理、伤寒、温病及各科诊治、医案医话、推拿本草，俱涵盖之。

噫！璐既知此，能不胜其悦乎？汇集刻印医籍，自古有之，然孰与今世之盛且精也！自今而后，中国医家及患者，得览斯典，当于前人益敬而畏之矣。中华民族之屡经灾难而益蕃，乃至未来之永续，端赖之也，自今以往岂可不后出转精乎？典籍既蜂出矣，余则有望于来者。

谨序。

第九届、十届全国人大常委会副委员长

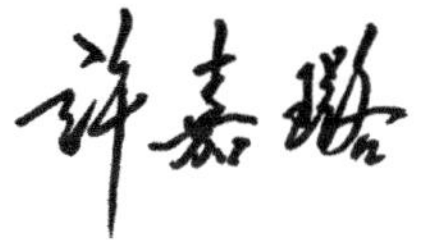

二〇一四年冬

王 序

中医学是中华民族在长期生产生活实践中，在与疾病作斗争中逐步形成并不断丰富发展的医学科学，是中国古代科学的瑰宝，为中华民族的繁衍昌盛作出了巨大贡献，对世界文明进步产生了积极影响。时至今日，中医学作为我国医学的特色和重要医药卫生资源，与西医学相互补充、相互促进、协调发展，共同担负着维护和促进人民健康的任务，已成为我国医药卫生事业的重要特征和显著优势。

中医药古籍在存世的中华古籍中占有相当重要的比重，不仅是中医学术传承数千年最为重要的知识载体，也是中医为中华民族繁衍昌盛发挥重要作用的历史见证。中医药典籍不仅承载着中医的学术经验，而且蕴含着中华民族优秀的思想文化，凝聚着中华民族的聪明智慧，是祖先留给我们的宝贵物质财富和精神财富。加强对中医药古籍的保护与利用，既是中医学发展的需要，也是传承中华文化的迫切要求，更是历史赋予我们的责任。

2010 年，国家中医药管理局启动了中医药古籍保护与利用能力建设项目。这既是传承中医药的重要工程，也是弘扬优秀民族文化的重要举措，不仅能够全面推进中医药的有效继承和创新发展，为维护人民健康做出贡献，也能够彰显中华民族的璀璨文化，为实现中华民族伟大复兴的中国梦作出贡献。

相信这项工作一定能造福当今，嘉惠后世，福泽绵长。

国家卫生与计划生育委员会副主任

国家中医药管理局局长

中华中医药学会会长

王国强

二〇一四年十二月

马 序

新中国成立以来，党和国家高度重视中医药事业发展，重视古籍的保护、整理和研究工作。自1958年始，国务院先后成立了三届古籍整理出版规划小组，分别由齐燕铭、李一氓、匡亚明担任组长，主持制订了《整理和出版古籍十年规划(1962—1972)》《古籍整理出版规划（1982—1990)》《中国古籍整理出版十年规划和“八五”计划（1991—2000)》等，而第三次规划中医药古籍整理即纳入其中。1982年9月，卫生部下发《1982—1990年中医古籍整理出版规划》，1983年1月，保证了中医古籍整理出版办公室正式成立，中医古籍整理出版规划的实施。2002年2月，《国家古籍整理出版“十五”(2001—2005）重点规划》经新闻出版署和全国古籍整理出版规划领导小组批准，颁布实施。其后，又陆续制定了国家古籍整理出版“十一五”和“十二五”重点规划。国家财政多次立项支持中国中医科学院开展针对性中医药古籍抢救保护工作，文化部在中国中医科学院图书馆专门设立全国唯一的行业古籍保护中心，国家先后投入中医药古籍保护专项经费超过3000万元，影印抢救濒危珍、善、孤本中医古籍1640余种，开展了海外中医古籍目录调研和孤本回归工作。2010年，国家财政部、国家中医药管理局安排国家公共卫生专项资金，设立了“中医药古籍保护与利用能力建设项目”，这是继1982～1986年第一批、第二批重要中医药古籍整理之后的又一次大规模古籍整理工程，重点整理新中国成立后未曾出版的重要古籍，目标是形成并普及规范的通行本、传世本。

为保证项目的顺利实施，项目组特别成立了专家组，承担咨询和技术指导，以及古籍出版之前的审定工作。专家组中的许多成员虽逾古稀之年，但老骥伏枥，孜孜不倦，不仅对项目进行宏观指导和质量把关，更重要的是通过古籍整理，以老带新，言传身教，培养一批中医药古籍整理研究的后备人才，促进了中医药古籍保护和研究机构建设，全面提升了我国中医药古籍保护与利用能力。

作为项目组顾问之一，我深感中医药古籍保护、抢救与整理工作的重要性和紧迫性，也深知传承中医药古籍整理经验任重而道远。令人欣慰的是，在项目实施过程中，我看到了老中青三代的紧密衔接，看到了大家的坚持和努力，看到了年轻一代的成长。相信中医药古籍整理工作的将来会越来越好，中医药学的发展会越来越好。

欣喜之余，以是为序。

中国中医科学院研究员

马继兴

二〇一四年十二月

校注说明

一、《罗太无口授三法》及其著者简介

《罗太无口授三法》共一卷，约成书于元泰定四年（1327），为元代医家罗知悌口授、其弟子朱震亨（号丹溪）述录而成。罗太无（1238—1327），宋末元初医家，名知悌，字子敬（一说字敬夫），号太无，钱塘（今浙江杭州）人。《杭州府志》载其“善词章，工书法，精通天文、地理……乐于济世，凡求治者皆为诊疗，无倦色。遇贫病无援者，赠以药资。”罗知悌为朱丹溪授业恩师，其上承刘完素、张从正、李杲三家之学，下开丹溪学派之先河，在医学传承上起到了重要的作用。罗氏存世医著较少，目前仅知有《心印绀珠》和《罗太无口授三法》两种，而前者亦不复见。《罗太无口授三法》一书未曾刊刻，以抄本辗转于世。

二、版本源流介绍

《罗太无口授三法》一书是一部具有较高文献价值和医学价值的古医书抄本，《中国中医古籍总目》载此书现仅存四部抄本：一部为清代光绪十四年（1888）卓颖抄本，藏于上海中医药大学图书馆；一部为王闻喜先生于1924年手录（后统称“王氏抄本”），藏于苏州市中医医院图书馆；一部为“元人香溪叶少安手录”本（后统称“叶氏抄本”），藏于中国国家图书馆；一部藏于中国中医科学院图书馆，惜未能寻得。卓颖抄本、王氏抄本及叶氏抄本在内容、排序、分类等方面基本一致，属同一系统。

除《中国中医古籍总日》记载此书版本情况外，史常永先生所著《本味集》中亦记述了此书的两部抄本：一部为清嘉道间精抄本，首有朱丹溪高足戴原礼序。另一部为清光绪十四年抄本，无戴原礼序，有《至正直记》罗太无轶事和彤伯小志。《本味集》对这两种版本的异同做了阐述："两种抄本字句大同小异，而各证叙述顺序差异颇大。这证明两个抄本所据底本各成系统，进而说明《三法》在人们中间辗转传抄已久。"据《本味集》的介绍可知，《中国中医古籍总目》中记载的"清代光绪十四年卓颖抄本"与《本味集》介绍的"清光绪十四年抄本"应为同一系统。而另一抄本"清嘉道间精抄本"，《中国中医古籍总目》中未载，笔者亦未寻得此本，幸《本味集》中存此本序言书影一页，尚可管中窥豹。此本的最大价值是载有戴原礼序，序中介绍了此书的流传脉络。另上海中医药大学中医文献研究所藏有"元和陈锡熊"抄本，无序跋，无抄写年代，有缺页，内容与卓颖抄本、王氏抄本及叶氏抄本相较字句大同小异，而各证叙述顺序差异较大。

本书未曾刊刻，故版本情况较为简单。元和陈锡雄抄本、叶氏抄本内容残缺较多，品相较差，不宜作为底本。卓颖抄本、王氏抄本内容较完整、品相较好。又卓颖抄本早于王氏抄本，故根据年代、品相、内容等综合因素考虑，定以清代光绪十四年（1888）卓颖抄本为底本，1924 年王氏抄本、元和陈锡雄抄本、叶氏抄本同为校本。

三、校注整理原则与方法

1. 本次整理采用现代标点方法，对原书进行重新句读。

2. 凡原书中的繁体字为简化字。

3. 凡底本中因笔误的明显错别字，予以径改，不出校。

4. 凡原文中的异体字、避讳字、古体字、俗写字，径改为规范字，如“蚘”改为“蛔”，“沈”改为“沉”等，不出校注。

5. 通假字予以保留，出注释，并视情况出书证。

6. 原文中的方位词“左”“右”统一改为“下”“上”，一般不出校记。

7. 凡原书中模糊不清、难以辨认的文字，以虚阙号“□”按字数补入，并出校记。

8. 生僻字词，加以简要注音释义。注音采用汉语拼音加直音法，用括号标注于所注字词后。疑难字词或典故，加以书证。

9. 原文中医术语、病名、中药名中的不规范用字，径改为规范字，如“瓜蒌”改为“瓜蔞”、“石羔”改为“石膏”、“梹榔”改为“槟榔”等，不出校注。

10. 底本目录与正文不符。若正文正确而目录有误，据正文订正目录，目录出注。若目录正确而正文错漏，据目录订正正文，正文出注。

序

罗太无，钱唐[1]人。故宋宦官也，侍三宫。入京后，以疾得赐外居，闭户绝人事。处一室，甚洁。夏则设广帷，起卧饮食皆在焉。旁有小烓灶[2]一，几一，设酒注[3]大小三，盏斝[4]六。遇故人至，则启关纳之，必问膳否？否，则留过午，度路程远近，使从卒[5]辈引去。至酒毕，复候为期。以客之多寡，用注之大小，酒不过三行，果脯惟见在易办者。客虽多，不过五六人也。好读书史，善识天文、地理、术艺。武夷杜本伯原尝私问之，多所指教，因得其秘略云。时乃侄官至司徒，亦宦者也，权势正炎炎，凡贵近公卿莫不候谒谀附。适遇岁朝[6]，司徒者自内请谒太无，太无掩门不纳。司徒称名大呼，以首触扉[7]，从官偕至者动以百骑，惊惶失色。俄，太无于户内呼司徒名款应之曰：你阿叔病，要静坐，你何故只要来恼我？使受得你几拜，却要何用？人道你是泰山，我道你是冰山。我常对你说，莫要如此，只不依我。阿叔莫顾我你，你若敬我时，对太后宫里明白奏，我老且病颓，乞骸骨归乡。若放我归杭州，便是救我。司徒于是特奏，可其请。太无以所积金帛、玩好皆散与邻坊故人无遗，惟存书籍数千部，束于车后褥上。嘱其侄司徒曰：

① 钱唐：同“钱塘”，杭州。
② 烓（wēi 微）灶：风炉。烓，古代可移动的火炉。
③ 酒注：酒壶。
④ 盏斝（jiǎ 假）：泛指酒杯。斝，古代青铜酒器，圆口，三足。
⑤ 卒（zú 足）：差役旧称。
⑥ 岁朝：阴历正月初一。
⑦ 扉：《至正直记》作“扃”。

我不可靠你，你亦不可靠势。至于再三，乃登车出齐化门，仰视而笑曰：齐化门，从此别矣。我再不复相见你矣。遂到杭，逾年病卒。司徒者不遵乃叔父之训，弄权不已，后以赃受湖州人旧土坐罪，流远方卒，而太无乃得终于乡里云。泰定间事也。偶因亲友林叔大①言及此，可谓有先识②者，遂记其略如此。至正丁酉冬十一月也。杭州七宝山，乃罗司徒所建者。见孔行素《至正直记》。

《口授三法》乃徐子晋③世丈康所赐。余爱其简而且明，藏□④插架⑤。仅知罗太无为朱丹溪之师，别无著述可见。今读《至正直记》，知先生虽宦者，亦奇人也。倩友将记录诸卷首，以识⑥当时之梗概。时光绪戊子彤伯志。

卓颖抄

① 林叔大：林镛，字叔大，元代嘉兴人，元末陶宗仪《书史会要》载其传。

② 先识：先见远识。《晋书·索靖传》："靖有先识远量，知天下将乱。"

③ 徐子晋：即徐康，字子晋，号窳叟，生于1814年，卒年不详，长洲（今江苏苏州）诸生。工诗、画、篆、隶、刻印，兼通岐黄。著有《前尘梦影录》《神明镜诗》等。

④ □：此字漫漶难辨，疑为"诸"，待考。

⑤ 插架：用斑竹制成悬于壁间可以放置物品的架子，此处引申为藏书。

⑥ 识（zhì 志）：记住。

目 录

中　风

中风者，卒①倒不知人事，口眼㖞斜，痰涎壅盛，舌强不语，摇头直视，喉如鼾睡，遗尿或半身不遂也。

病因　此症昔人皆以为因风而起。近代刘河间、李东垣皆云：此病非因肝木之风，亦非外来风邪，良由将息②失宜，心火盛而肾水虚，故热郁生痰而盛，而又发热，痰热相因而生风，故心神昏暗，筋骨不用，而奄忽③不知人也。如口开手撒，眼合遗尿，吐沫直视，发疏④面青，汗出如珠者，此不治之症。东垣又言：有中脏、中腑之分。中脏者，志乱神昏，不语流沫，不能动摇，为死症。中腑者，一体偏枯，易治。

脉　必微而数。若六七至而缓者，可治。数至八九十至，更加微，中带有力者，死。初起时有无脉者，以皂角末吹入鼻孔中，候其喷涕⑤，脉即复。无喷涕者死。风为木邪，木能克土，故有胃气者生，无胃气者死。缓者，胃气也。

药　初起时牙关紧急，以苏合丸擦牙通窍，就提头顶中发，或用半夏、皂角末吹入鼻取嚏，或用牛黄丸调入姜汁、竹沥中灌之，不得移动，亦不得以大寒大热之剂妄投。冬月以麻黄续命汤，夏月则以葛根汤，醒后随症调治。大率当归、川芎、红花以和其血，半夏、胆星、花粉以去其痰，枳实、贝母以开其结，羌活、防风、细辛、秦艽以祛其风，桃仁泥、麻子仁以润

① 卒：同"猝"，忽然。
② 将息（jiāngxī）：生活起居，作息。
③ 奄（yǎn 眼）忽：忽然。
④ 疏：陈氏抄本作"竖"，义胜。
⑤ 喷涕：即"喷嚏"。

其便，黄连、黄芩、山栀以清其热，知母、地黄以滋其阴。

中风虽缘外风之中，实因内气之虚也。虚之所在，气多不贯，一为风所入，肢体于是乎废也。中脏多滞九窍，故有唇缓失音，鼻塞耳聋，眼瞀[1]便闭之症。中腑多着四肢，故有半身不遂，左瘫右痪之形。又有中血脉者，则外无六经之形症，内无便溺之阻塞，惟口眼㖞，或左或右而已，而起居食息，手足动静，固无恙也。其或肢不能举，口不能言，无他症者，此中经也。大法：中脏者宜下，中腑者宜汗，中经者宜补血以养筋，中血脉者宜养血以通气。若中脏而兼中腑，与[2]伤寒两感之症无异矣，故为危候。

大抵中风诸症悉属风痰。初中之时，不论在表在里，必先以攻痰祛风为主。待其苏醒，然后分其经络、审其气血治之。不可因其内气之虚，骤用补剂。盖道路为风痰所壅，虽欲补之，孰[3]从而受之？若其病大虚，的确并无表里诸症，但汗出不休，眩晕不定，四肢软弱，气息短促者，方可用独参汤，而必佐以橘红，加和竹沥、姜汁，始可服。

伤　寒

伤寒者，头痛、身热、骨节疼、鼻塞、身重，五六日后变为口渴、烦满、昏冒者是也。更有温疫、时行之分，又有直中阴经之症，当细考仲景《论》[4] 及河间《保命集》[5]、东垣《济

① 瞀（mào 冒）：目眩。
② 与：原作“然”，据王氏抄本、叶氏抄本改。
③ 孰：原作“熟”，据叶氏抄本改。
④ 仲景《论》：即张仲景《伤寒论》。
⑤ 《保命集》：即刘河间《素问病机气宜保命集》

生宝诀》[1]《伤寒玉屑》[2]，非可草草也。

病因 大率正伤寒者，霜降以后，春分以前，感寒即病之名。温病者，冬月伏寒在内，而至春分始发。热病者，寒气伏藏极深，至夏而始发。时气者，感四时不正之气也。依古法用之，约当十可全九。其直中阴经者，十全其五。又有兼感于寒者，阴阳一时同受，十无一生，东垣虽立法，未闻其效也。

脉 伤寒之脉，初起时大率浮洪，然浮洪中又分紧、缓。其候变症多端，脉随以异，亦不能悉举。东垣《玉屑》论之极详。大率决死生之要，初起贵有神，到底亦贵有神。神者，元气也。肾脏脉虚，谓之无神，则不能托散寒邪，缘正气不能胜邪气也。又论伤寒初起而脉弱无力，及汗后脉反洪大有力者，皆主死。瘟疫同法。

药 伤寒之用药不可执一，亦不可擅改古方。今以九味冲和汤[3]代桂枝、麻黄二汤，其余随症。遵仲景方法，然变态百端，不能悉举，仔细详之。又有兼劳倦虚烦者甚众，则不宜迅用攻击，汗、下之法俱不可行，在补中益气汤、竹叶石膏汤加减用之可也。

伤　风

伤风者，新咳嗽，鼻塞声重，清涕出，多汗恶风，或时头痛、眼眶痛是也。

病因 经云：邪之所凑，其气必虚。伤风之症，虽因食已汗出，酒后当风，远行劳倦，沐浴取凉而得之，必其元气衰薄

---

① 东垣《济生宝诀》：诸家目录书均未见此书，待考。

② 《伤寒玉屑》：诸家目录书均未见此书，待考。

③ 九味冲和汤：即九味羌活汤，张洁古所创。

而多伤。气厚之人，腠理闭密，不易伤也。

脉 伤风之脉浮而微缓，因卫气受伤故也。不宜弦数，如见弦数，恐涉久嗽。

药 参苏饮治伤风，兼施攻补，正合“邪之所凑，其气必虚”一句。不宜迅用发散之剂，大率用羌活、荆芥、黄芩、杏仁、青皮、薄荷、花粉、紫苏、桑皮、贝母等药。不可轻用桂枝，以其味辛性热，寒月用之无伤，春夏秋三时只宜辛凉发散。河间多于防风通[①]圣散消息[②]用之。忌用茯苓，恐邪入阴经而无由出。

暑　病

暑有冒、有伤、有中，三者有轻重之分。夏月腹痛恶心，水泻头晕者，谓之冒暑。身热头疼，或身如针刺，躁扰不宁者，谓之伤暑。发寒热，盗汗出不止，或卒倒不知人者，谓之中暑，亦谓之暑风。又有头痛足软，体倦食少者，曰疰夏。

病因 暑病乃夏月盛暑之气中人，皆由阴虚之人挟痰挟火而致斯疾也。

脉 暑病者脉多虚细芤迟，暑伤于气也。或有浮大而散者，亦属气虚。东垣分动、静。动而得之曰中热，劳役而卒中，阳症也；静而得之曰中暑，避暑高堂大厦而卒中，阴症也。脉浮大者，阳症也；脉虚细者，阴症者也。

药 冒暑用黄连香薷[③]饮，伤暑用黄连解毒汤，中暑用清暑益气汤。用竹叶石膏汤以治阳症，补中益气汤加葛根、紫苏、

① 通：原脱，据王氏抄本补。

② 消息：斟酌，此处意为“加减”。

③ 薷：原作“茹”，据王氏抄本、叶氏抄本改。

羌活解散之剂以治阴症。

瘟　疫

瘟疫者，天行时疫，众人病一般①者也。少而一家，多而一方一邑②。或寒热头痛，或头大项肿，或烦闷干呕，或盗汗自汗，或咽痛咳嗽。老幼男妇，轻重不同，症候相似也。

病因　大凡春温、夏热、秋凉、冬寒，四时之气也。若非其时而有其气，人感之则病瘟疫，所以人病一般也。

脉　疫病初宜大而软，三四日宜微而弱，反此者死。壮年人汗出浮大，间有生理③。

药　大法宜补、宜降、宜散，以补中益气汤加葛根、黄连、石膏、杏仁、羌活、竹叶、元参、山栀、人中黄，不可轻用桂枝、大黄、麻黄、芒硝等汗下之剂。降者用苦寒之剂以降火。

伤　食

伤食者，胃膈满闷，嗳气如卵臭，见食辄欲吐，腹中作疼。亦有不恶寒头痛发热者。

病因　所起不同，须问曾食何饮食，更察挟痰④挟气挟寒否，然其人必脾胃素弱者。

脉　伤食之脉，右手气口⑤关脉必紧盛，或浮滑有痰。若填食于中宫而不化者，脉多不起。

---

① 一般：一样，指病症相同。

② 邑：城市，旧指县。

③ 生理：生还的道理。

④ 挟痰：原脱，据陈氏抄本补。

⑤ 气口：脉学有左人迎、右气口的诊法，大略人迎、气口均在关上，其左关为人迎，右关为气口。

药　伤五谷者，以麦芽、神曲、山楂、枳壳、陈皮、槟榔消之。伤麦食者，以莱菔子为君，而佐以香附、厚朴、苍术。伤肉食者，以黄连、山楂、三棱、蓬术、草果之类化之。挟痰加姜半夏、生姜，挟气加木香、砂仁、枳壳，挟寒加柴胡、葛根、苏梗，食冷物者加厚朴、肉桂、草豆蔻，脾胃素弱者加白芍药、茯苓、焦白术。不言火邪者，以其火能消食故也。

痛　风

痛风者，四肢百节走痛流注是也。俗谓白虎历[1]节风，以其痛剧如虎咬之状耳。

病因　大率有风，有热，有湿，有血虚。痰塞其隧道[2]，故痛。风善行数变，故走。有湿则流注，热则生风。风属肝木，木克脾土，故有痰。肝藏血，故血虚盛而瘛疭[3]也。四肢属脾，风行末疾也。

脉　痛风之脉，大抵多弦洪，痰者兼滑，风热兼紧数，湿者兼濡，血虚者兼涩。

药　痛风以四物汤主治。因于痰者，加半夏、胆星、白附子。因于风者，加羌活、防风。因于热者，加黄柏、枸杞、牛膝。用红花、桃仁佐之。在上者，用薄荷为引。其在下者，加木瓜、防已、苡仁亦可。

咳　嗽

咳嗽，古方谓之咳逆，有肺病，声出于肺也。

---

① 历：原脱，据王氏抄本补。
② 隧道：人体血气津液运行的通道。
③ 瘛疭（chìzòng 赤纵）：指手足痉挛。

病因　有风寒者，鼻塞声重，恶风寒。有火者，痰少而嗽，多兼气急。有劳嗽者，羸瘦盗汗是也。有痰嗽者，痰随嗽出，喉间有痰声是也。皆秋冬易治，春夏难已①。

脉　大率风伤浮缓，寒伤浮紧，火者洪，痰者滑，血虚劳嗽者必濡。决死生法：浮大而软者，生。若形盛，脉细、沉、小、伏匿，皆主死。

药　嗽者以贝母、花粉、知母、杏仁、桔梗主治，而随症增减。伤风寒者，羌活、防风、苏梗、薄荷之类佐之。火者，黄芩、山栀之类佐之。虚劳者，阿胶、天冬、沙参、元参、五味、青皮②、款冬花之类佐之。声哑者，宜以细辛、桑皮、青黛佐之。

肺　痿

肺痿者，咳嗽喘逆，痰涎壅盛，胸膈痞满，咽嗌不利，唾中有红丝，或吐出如腐肉而腥秽者是也。

病因　此心火刑克肺金所致也。热在上焦，宜先保定肺气，养肾水制心火。

脉　《脉经》云：寸口数而虚涩，肺痿之形。若浮而大者，死。③

药　脉涩者宜养阴血，当归、地黄、知母、黄柏养其血，天门冬保其肺，沙参、阿胶、黄芪、枸杞、贝母、五味子之类佐之。不可服人参、白术，犯之者死，所谓肺热还伤肺。

---

① 已：愈。
② 青皮：叶氏本作“麦冬”。
③ 寸口数而虚涩……死：语本崔嘉彦《脉诀》。

霍乱

霍乱者，卒于挥霍扰乱也。吐泻交作，心腹绞痛，转筋欲死，或昏迷不省，手足逆冷者是也。欲吐不吐，欲泻不泻，谓之干霍乱矣。

病因　此非鬼神，皆属饮食得之。饮食太饱而受风寒，所谓阴不升，阳不降，乖隔①而成。

脉　初起脉多伏或结代。人或见脉伏或结代，便断为死，不知一日半日即复为常脉矣。大抵微滑者生，洪大而涩数者死。干霍乱则脉多伏绝。罗先生治干霍乱而愈者，五十年间才十数人耳。故曰干霍乱九死一生，湿霍乱九生一死。

药　霍乱不可执方。初起用厚朴、半夏、枳实、紫苏、橘红、生姜、藿香、木香、柴胡、葛根等药消食宽中散邪，汗出痛定为愈。汗后虚烦，可用香薷、麦②门冬、远志、天花粉、黄连、茯苓、木通、扁豆、竹叶之类。转筋者，木瓜为要药。不可食粥，虽米饮下咽，立毙矣。

霍乱者，皆因内伤饮食生冷、外感风寒暑湿而成。湿霍乱者，上吐下泻，或四肢厥冷。因风则怕风有汗，因寒则怕寒无汗，因暑则烦热躁闷，因湿则身体倦怠，因食则胸膈饱胀。治用藿香正气散加减。夏月因伤暑热而霍乱者多，手足微冷，脉虽虚小，切忌用热剂，以香薷饮、六一散加减治之。干霍乱者，阴阳升降不通，急用盐水探吐，吐后再用理中汤加减。

---

① 乖隔：原作“乖膈”，据王氏抄本、叶氏抄本改。乖，不顺，逆乱。隔，分离，阻隔。总言阴阳不相调和。

② 麦：原脱，据叶氏抄本补。

疟　疾

乃外有风寒暑湿，内有气血痰食。有属表者，有属里者，有表里俱受者，须细察其三阴三阳之症。

疟有先寒后热者，有但热不寒者，有一日一发者，有间日一发者，有三日一发者。

病因　大率多是风暑之邪。风暑当发汗，夏月多在风寒处歇，遂闭其汗而不泄故也。则郁而成痰，痰结而不散，故发而为寒热，故曰无痰不成疟。一日一发者，受病一月；间日一发者，受病半年；三日一发者，受病一年。

脉　大率多弦。弦数为热，宜汗。弦迟为寒，宜温。疟久而不愈，脉若紧数者，死。弦短者，多食。弦滑者，多痰。脉迟缓者，自愈。无汗先散邪，有汗宜扶正。

药　治疟以散邪为主，柴胡一味始终必用，诸疟不可少者。初发时用羌活、防风、荆芥以散邪，黄芩、知母以清热，青皮、槟榔以化滞痰滞气。稍久则用白术。白术之药，有汗则止，无汗则行，勿泥①也。若专主于痰②者，附子、半夏之类。伤食者，山楂、麦芽、枳实之类。感气者，枳壳、木香、砂仁之类。慎不可用七宝散③之属。又有乌药、香附、生砒者，杀人如剑，戒之，戒之！

---

① 泥：陈氏抄本作“疑”。

② 痰：原作“汗”，据陈氏抄本改。

③ 七宝散：又名截疟七宝饮、七宝饮。由常山、姜厚朴、青皮、陈皮、甘草、槟榔、草果组成，方载《杨氏家藏方》卷三。

痢疾

小便短少，腹痛腹胀，后重窘迫，大便下赤白脓血，身热少食者是也。

病因 须分赤、白。赤者属血，自小肠来；白者属气，自大肠来。总之，暑湿伤于外，饮食伤于内，故有是疾也。古方有白属寒，赤属热者，谬言也。噤口痢者，胃中热甚故也。

脉 痢脉，沉小留连或微者易治，洪大而数者难治。亦不宜弦急。河间谓先水泻而后便脓血者，为脾传肾，贼邪难治；先便脓血而后水泻者，微邪易治。凡痢下纯血如屋漏水者，唇似朱红者，身热炙，大孔①如竹筒者，皆属不治。

药 痢疾用药须分新、久。初起二三日，间以利为度，可用承气汤下之，此通因通用之法也。三四五日，便不可下。日久便宜参术大法，黄连白芍汤为主，而随症增损。腹胀，加厚朴、枳壳。有热，加黄芩、山栀。后重，加木香、槟榔、滑石。凉血和血，用当归、红花、生地、桃仁。噤口不食，用石莲。身热，加前胡、柴胡。切不可初起便用止涩之药及辛热之剂。凡粟壳、石脂、桂心、干姜之类，皆在禁例，犯之其害不小。

泄泻

泄泻有六种②：有肠鸣腹痛而泻者；有泻水而腹不痛者；有完谷不化者；或有泻或不泻、或多或少者；有痛甚而泻、泻后痛止者；有泻不甚，腹微痛，热手按之即止者。

---

① 大孔：肛门。

② 六种：原作“五种”，据下文改。

病因 凡腹鸣，属火。腹不痛者，属湿。完谷不化者，属气虚。或泻或不泻、或多或少者，属痰。痛甚而泻、泻后痛止者，属食积。泻不甚，腹[1]微痛，热手按之即止者，属寒。六者殊，皆脾虚所致。

脉 泄泻之脉必虚而濡弱，或微细而数。若弦紧而洪盛，难治。

药 泄泻六种，总之以燥脾渗湿为主，而随症加药。用白术、苍术、木通、神曲、茯苓、厚朴、泽泻、芍药为主。属火者，加黄连。属湿者，倍二术，加茵陈、半夏。属气虚者，加[2]倍白术，加人参、扁豆。属痰者，加半夏。属食者，加山楂、枳实。属寒者，加砂仁、木香。

吞酸、吐酸

吞酸者，酸水伏于肠胃之间，吼不得出，咽不得下，俗谓之醋心。吐酸者，酸水随嗳气而吐出也。

病因 吐酸者，平时津液随上升之气郁积而成。积之日久，湿中生热，故从火化，遂作酸味，病属热。吞酸者，积热于内而成酸水，外为寒邪所束，不能自通而出，在心胃间作酸，故谓之醋心。

脉 吐酸者，脉弦滑。吞酸者，脉弦涩也。

药 吐酸者，用半夏、黄连、附米[3]、神曲、川芎之类。吞酸，用木香、山栀、神曲、砂仁、半夏、附米之类。

---

① 不泻或多……泻不甚腹：二十五字原脱，据王氏抄本补。

② 加：王氏抄本无此字，应为衍文。

③ 附米：即香附米，又简称“香附”。

黄　疸

黄疸者，周身皮肤及眼黄如金色，小便短少黄赤，或日久变为周身黑色是也。有五种，谓之五疸。

病因　五疸者，酒、食、女劳、湿、黄汗是也。虽分五种，同是湿热，如盦曲①相似。

脉　黄疸之脉，洪数者，皆属实热。其或微涩者，属虚弱，女劳疸也。又黄疸久变为黑疸，脉细而数，腹胀不思饮食，远不出半月矣。

药　大法以五苓散。初起时加茵陈、山栀、葛根、秦艽，数日后加苍术、川芎、柴胡、白术、青蒿，去桂。

水　肿

水肿者，周身浮肿是也。甚者皮肤光肿，按之成坎②，顷之又平。或因久病而起，或卒然气结而起。

病因　水肿之症，皆由脾虚湿热，凝闭渗道③，不得流通，故邪水随气流入经络中，故一身浮肿，皮肤光，手按成窟，举手即满。

脉　水肿有阴有阳。脉沉迟而口不渴，大便溏而小便清，谓之阴水。脉濡而数，口渴而大便黄燥，谓之阳水。阳水④易治而阴水难治。若缺盆平、唇肿、脐翻出者，皆死症也。

---

① 盦（ān 安）曲：造曲时湿热熏蒸。盦，覆盖。曲，酿酒或制酱时引起发酵的物质。

② 坎（kǎn 砍）：坑穴。此指肌肤凹陷。

③ 渗道：水气渗泄的通道。

④ 阳水：原脱，据王氏抄本、叶氏抄本补。

药 世俗多用逐水宽中之剂，如葶苈、槟榔、牵牛、猪苓之类，甚至有下之者，杀人多矣。此病虽湿胜而实由脾虚，当先大补中气，以白术、茯苓为主，人参、山药佐之，然后以泽泻、木通利其水，木香、陈皮、苏子理其气，黄连、山栀清其热，厚朴、枳壳宽其中。若骤起者，以苍术为君，白术为佐。又云阳水用芩、连，阴水用香、砂。罗先生述：一游僧用苦梗、苦匏①治一贵人，此偶中耳，不可为常法也。

单腹胀清气不升浊气不降

单腹胀即臌胀，其症腹大，按之如鼓②，气苦急，或朝宽暮急，或暮宽朝急。

病因 经云：饮食入胃，游溢精气，上输于脾，脾气散精，上归于肺，通调水道，下输膀胱，水精四布，五经并行。脾土之阴受伤，转布之官失职。胃虽受谷，不能运化，故阳自降而成天地不交之否③。清浊相混，坠道壅塞，郁而为热，热流为湿，湿热相生，遂成鼓胀。鼓者以其中空无物也。又谓之蛊，蛊者，坏极而难以日月计功也。

脉 胀满者脉多弦，脾为肝制也。洪数属热，迟弱阴寒。浮洪易治，沉弱难痊，脉如悬丝欲绝者死。

药 此病可补不可攻。庸医不知病因，见其填满气急，误以槟榔、针砂④、蓬术、牵牛、大黄下之，或以木香、砂仁、

---

① 苦匏（páo刨）：即《本草纲目》所载“苦壶卢”，具有利水消肿之功。

② 鼓：原作“臌”，叶氏抄本作“鼓”，义胜，据改。

③ 否（pǐ痞）：否卦。此指阴阳升降失常之逆象。

④ 针砂：别名钢砂、铁砂，具有清积聚、肿满，平肝气之功。

益智之类温之，愈治愈胀，而至于死，可哀也。河间治法，先补中燥湿，以人参、白术、苍术、茯苓、泽泻为主，而佐以陈皮、制朴。气不运，加木香。气下陷[1]，加柴胡。有热，加黄连、山栀。嗽者，加五味子、麦冬。至于桑皮、半夏、香附之类，亦可随症加减，不可草草。

吐血、吼血[2]、呕血、咳血

吐血者，逐口出也。吼血者，咳嗽几声方有微痰，痰中带些血丝也。呕血者，一呕便至一二碗也。咳血者，咳即有痰有血，或时痰，或时血，随嗽而出也。

病因　吐、吼、呕、嗽，虽均为热，而受病则殊。吐与呕相似，咯与咳相似。吐者，肺胃之际，积热上炎，故血随火上也。呕者，或远行，或大醉，或大怒，而胃口之血骤然上出也。咯血者，血出于肾，阴火上炎也。咳者，肺金为心火所克也。吐、呕轻，而咯、咳重也。

脉　诸见血者，大率脉必芤。然洪缓者可治，而细数者必死。诸症失血皆见芤脉，随其所在以验所出。大凡失血，脉贵沉细，设见洪大，后必难治矣。

药　诸血症必用当归。当归者，使血归经络也，归经自不妄行矣。俗医妄生意[3]见，以当归活血，见血症即忌而不用，谬矣。凡呕、吐[4]不止，先以茅根、藕汁、侧柏汁入童便止之清之，然后以犀角、山栀、生地、炒阿胶、地骨皮之类解其热，

---

① 下陷：原脱，据陈氏抄本补。

② 吼血：王氏、陈氏抄本作“咯血”。

③ 意：猜测，想象。

④ 呕、吐：此指呕血、吐血。

次以麦冬、枸杞、白芍、知母之类养其血可也。咯血者，初起即用滋阴降火之剂，到后亦然，其间加减随人之症。滋阴降火之药如炒丹皮、黄柏、黄芩、枸杞、沙参、地骨皮、知母、麦冬、元参、地黄之类。有痰，加贝母、花粉、栝楼仁，不用半夏、南星。有气，加苏子，不可用木香、砂仁。泻，加山药、茯苓、苡米仁，不可用二术。大抵只宜润不宜燥也。兼水泻者，暂用台术①少许。

溺血、下血

溺血者，小便出血也。下血者，粪前后有血也，或下纯血，俗名脏毒。

病因 溺血，膀胱经郁热。下血，大肠湿热。粪前者谓之近血，热在下也；粪后者谓之远血，热在上也。

脉 溺血者，二尺俱洪，而左尤甚。下血者，六脉俱芤，而右寸独浮洪，右寸为大肠之部也。

药 溺血，五苓散去桂加黄柏、知母、山栀；下血，四物汤加黄芩、槐花、阿胶、枳壳、棕炭。

牙宣

牙宣者，齿缝中出血也。有时时渗溢，齿龈痒而出不多者；有出如注至几碗者。

病因 不分微甚，总谓之胃口热实。

脉 牙宣，独在左关弦洪者是。

药 以大剂竹叶石膏汤主之。亦有下之而愈者，亦有用黄

---

① 台术：即产于浙江天台的白术。

连解毒汤者。

小便不通、五淋

有卒然胀急不通者，有淋沥欲去不去，不去又来者。五淋者：血淋、气淋、膏淋、砂淋、劳淋。

病因 卒然不通者，膀胱实热。欲去不去，不去又来者，谓之淋病，此下焦虚热也。

脉 准头[1]色黄，两尺浮而弦者，小便必难，非风闭即实热。五淋之症，则脉必涩。若紧数，发热，死。

药 小便不通者，先以利小便之剂加升麻探吐之，然后以四苓散加滑石、山栀、黄芩、车前等药。五淋[2]则用四物汤或四苓散加山栀、黄柏、知母。

小便不禁

小便不禁，谓溺出而不觉，无度数也。

病因 小便不禁者，古方皆以为寒而以温涩治之，殊不知是膀胱火邪妄动，水不得宁，故不禁而数数频来不自觉也。

脉 凡小便不禁者，尺脉必弦紧。

药 热则流通，故不禁，用知母、黄柏、家韭子煎服三神丸三钱，以黄连、当归、连翘[3]、生地、炙草[4]，日三服愈[5]；三五日不愈，用桑螵蛸炙末，酒调服。若误服苁蓉、干姜、桂

---

① 准头：鼻准。

② 淋：原作“苓”，据上下文意改。

③ 连翘：原脱，据叶氏抄本补。

④ 黄连、当归、生地、炙草：疑为三神丸的药物组成。

⑤ 愈：原本脱，据陈氏抄本补。

心等药，必致羸①瘦、发热而死也。

梦遗、精滑

凡因梦交而精出者谓之梦遗，不因梦而自泄者谓之滑精。

病因 按精本静。精犹水也，无以扰之则凝然不动，扰之则动而妄用。扰之奈何？凡人左肾藏精属水，右肾藏气属相火。相火②动则精水泄。相火所以动者，酒浆温热之物、可欲之色动之于外，思怒之情动之于内。遗精、精滑，一而已矣。

脉 凡尺脉洪滑者，遗精之脉也。洪滑带缓，易治。若细数而弦者，不治。尺脉微涩者，伤精。洪数者，火盛。若左寸短小，心肾不交也。脉迟者生，急疾者死。

药 古方以滑精梦遗多作肾虚治，不知多属火之动而水溢，如锅热而水沸也。治法总以安神定志降火为先，而以止涩之药佐之，如知母、黄柏、远志、茯神、地黄、枸杞、山萸以主治，而龙骨、牡蛎佐之。有病日久气下陷者，宜升提肾气以归原，用川芎、升麻。遗精有三症：年少气盛，久旷元阳③，此如瓶之满④而溢也。或心有妄念，邪火乘之，此如瓶之侧而出也。若真元久亏，相火易动，心不摄念，肾不摄精，此如瓶之罅⑤而漏也，其病最重矣。

赤 白 浊

白浊者，小便浑浊如米泔水也。赤色者，谓之赤浊。又有

---

① 羸：原作“嬴”，据王氏抄本改。
② 相火：原脱，据王氏抄本补。
③ 元阳：肾阳。此指男子房事。
④ 满：原作“流”，不通，据王氏抄本改。
⑤ 罅（xià 夏）：裂缝。

小便黄色不甚浊而赤，后下白物如小粉汁者，谓之白淫。

病因 此非肾家病，乃脾胃之湿热流注于膀胱经也。又曰：赤属血，白属气。

脉 东垣《脉诀》① 云：遗精、白浊当验于尺，结芤动紧，二症之的，则赤白浊与遗精相似而稍不同。两尺脉洪数，必便浊遗精。若心脉短小，因心虚所致。

药 二浊皆以木通、泽泻、车前、麦冬、茯神、半夏、知母、山栀、黄柏为主治。而白淫专主安神清热，四苓散加远志、茯神、辰砂可也。

痰　饮

痰者，浓痰。饮者，胸中停积清水也。

病因 痰饮者，皆津液所化。盖脾散津，上归于肺，以生津液。胸中无热，则津液运化于四肢百体，而为血为气。如胸中有热，有气，有湿，有郁，或外为风寒所感，则为饮为痰，而百病生矣。

脉 经云：痰脉多滑。又云：偏弦为饮。

药 凡湿痰稠饮，用苍术、茯苓、橘红、枳壳、旋覆花。热痰，用青黛、知母、桔梗、芩、连、瓜蒌仁。风痰，用半夏、南星、生姜、竹沥、荆芥、卜子②。虚痰，用六君子加贝母、花粉、天冬、麦冬。食积痰，用枳实、黑山栀、神曲、麦芽。顽痰用姜汁、竹沥。寒痰，用③细辛、川乌、干姜、款冬花、

---

① 东垣《脉诀》：指李东垣所著《脉诀指掌病式图说》一书，此书后经朱丹溪重修付梓。

② 卜子：即莱菔子，俗称萝卜子。

③ 用：原脱，据王氏抄本补。

益智仁。东垣以二陈汤总治诸痰，如痰在下加引下药，在上加上引药之类是也。

哮　喘

哮者，喉间有痰声而不气急。喘者，喘息气急，有声而无痰。又有痰与声俱兼全者。

病因　哮专主于痰，喘专主于火。哮喘俱全，痰因火动。若哮而痰涎，其声如锯，喘而抬肩撷项①，汗出如珠，不治。

脉　洪滑而缓者，不论哮、喘，皆易治。弱细欲绝者，皆主死。

药　治哮以化痰为先，贝母、半夏、花粉、瓜蒌、浮石之类；治喘以降火为先，芩、连、山栀、杏仁、五味之类。治哮不可用金石药，治喘不可用辛温发散之剂。若邪气盛者，亦可用五味子，但其太敛，用宜斟酌也。

恶心、呕哕

恶心者，无物无声，心中欲吐不吐，欲呕不呕也。呕吐者，有物有声也。哕者，有声无物也，俗谓②之干呕。

伤寒，表邪传里，里气上逆，则呕吐而水谷不下，大抵邪在半表半里，以小柴胡汤加姜汁主之。经云：呕多，虽有阳明症，不可攻。以其气逆尚未收敛，为实也。杂症药中加沉香五六分，神效。

病因　三者皆因胃中有火、膈上有痰所致，但有微甚不同。

---

① 撷（xié 邪）项：项，陈氏抄本作“肚”。撷，用衣襟兜起。此喻喘息时抬肩缩项，如双肩向上兜起颈项。

② 谓：原作“为”，据王氏抄本改。

脉　三者皆当滑。若滑若大者，生；涩弱者，难治。

药　三者皆以降火调气治痰为要，用半夏、黄连、陈皮、山栀、木香、砂仁、藿香、白蔻加减治之，或用丁香、干姜、柿蒂、山豆根、草豆蔻之类。

有寒，有热，有痰火，有胃虚或停食，有水饮、呕吐清水。冷涎，脉沉迟者，寒也，理中汤主之。烦渴，脉洪数者，热也，黄连竹茹汤主之。久病，脉弱者，胃虚也，六君子汤主之。呕哕痰涎，脉洪滑者，痰火也，二陈汤加麦冬、黄连主之。饱悗①作酸呕吐者，停食也，香砂平胃散主之。水寒停胃，呕吐，而脉沉细者，茯苓半夏汤主之。

呃　逆

呃逆者，气从脐下直冲咽喉，吃吃连声，数十口不止者是也。方书谓之咳逆者，误。

病因　此病有痰，有火，有气虚。痰者属实，轻而易治。火与气虚属虚，难治。间有胃寒而呃逆者，十之一耳。若痢后伤寒呃逆，死。

脉　洪数易治，虚微多死。

药　痰者，二陈汤加枳壳。火者，知母石膏汤加黄连。气虚者，白芍、人参、白术、竹沥。胃寒，古方用柿蒂散，然寒者极少，审之。

翻　胃

翻胃者，饮食入胃，良久吐出是也。

---

① 悗（mán 蛮）：烦闷。

病因 此症大率胃虚有痰挟火。胃气本虚而痰附之，火又从下逆上。胃之下脘不开，饮食虽进，停于胃中，良久即出也。

脉 洪而缓者可治，涩数者危。

药 用苏子、陈皮、枳壳、附米理其气，黄连、山栀清其热，竹沥、贝母、瓜蒌实化其痰，人参、白术养其胃，山楂、麦芽消其食。若气滞不运，暂以木香少许投之，附米亦可暂用耳。其有郁结者，川芎为要。若用燥剂，多不可救。

噎膈

噎膈者，食不能下，梗梗在胸膈之间，或至喉间而止，或下咽而不上不下，随即吐出。非如翻胃之症，食入胃中良久而后出也。若口中多吐白沫者，死。手足如时①冷者，死。切其脉，两手俱无力者，死。其治法、病因与翻胃同。盖翻胃轻而噎膈重也，故不另开。

痫症

痫者，卒然发泄痰壅，或有声如猪、羊、牛、犬、鸡、马之鸣而晕倒者，俗谓之羊头风。

病因 俗分五痫，以其发时之声相似而名之也。正不必分，总是痰、是惊耳。惊则神不守舍②，舍空而痰聚也。

脉 浮滑洪疾者，可治。若虚细者，痼疾也。

药 古方以五痫丸、镇心丸治之。然金石之药令人热蓄于中，痰凝不散，非治也，多服致死。大法当以行痰为主，清热

① 如时：常常。

② 舍：原作“合”，据王氏抄本改。

次之，制半夏、瓜蒌、黄连、枳壳、陈胆星、陈皮、竹沥、姜汁之类，醒后间服安神丸。此不易之论也。初发①亦可吐之，滚痰丸亦可服。

癫 狂

癫者②，神不守舍，狂言鬼语，如有所见，经年累月不愈，若笑若哭，如为邪祟所凭；狂者，登高而歌，弃衣而走，骂詈③不避亲疏。

病因 此心经有所损，七情所伤也。经云：癫乃重阴，狂乃重阳。癫多喜，狂多怒。

脉 虚弱者可愈，实者死。伤寒热狂，实大者生，沉小者死。癫病，虚滑可治，实者死。癫痫之脉，阳浮，阴沉，数热，滑痰。狂发于心，惊风、肝痫，弦急可寻。浮病腑浅，沉病腑深。

药 宜用镇心安神，朱砂安神丸、牛黄清心丸、天王补心丹之类。若用煎剂则不效也。

怔 忡

怔忡，心动不安，惕惕然④如人将捕之状者是也。

病因 人之所主者心，心之所养者血。心血虚，神气不守，此怔忡之所由也。

脉 多结代者，其人必怔忡。左手气口短涩者，必怔忡。

---

① 发：原作“法”，据王氏抄本改。

② 者：原作“狂”，据王氏抄本改。

③ 骂詈（lì 力）：恶语侮辱。

④ 惕（tì 涕）惕然：恐惧貌。

药 大法：以四物汤为主，而龙骨、远志、茯神、麦冬、辰砂、枣仁之类佐之。

健忘

健忘者，作事有始无终，言谈不知首尾是也。

病因 此心气不足，精神短少所致也。

脉 健忘之脉，左手必涩。

药 用石菖蒲、远志、甘草、茯神、人参、当归、麦门冬、地黄、柏子仁。

喉痹

喉痹者，喉间肿痛，俗谓之竖蝝①是也。

病因 此风热上冲也。血虚之人，虚火游行无制，更挟风痰，客于咽喉。此症不急救治，则内外俱肿，水谷不下，牙关紧急，不省人事，谓之缠喉风，不可治矣。

脉 宜洪缓。若两寸俱紧急者，不治。

药 病势缓②者，用竹沥、黄芩、胆星、川贝、山栀、元参、连翘、甘草、桔梗、灯心草之类。病势急者，用桐油探吐，吐出顽痰，然后以前方加菖蒲、桔梗、山豆根治之。忌用半夏、生姜。

头眩

头眩，古方谓之眩运。眩者，眼花；运者，旋转也。甚者

---

① 蝝（yuán 原）：即蝻，蝗的幼虫。此处形容肿状。

② 缓：原作“急”，据王氏抄本改。

坐立不得，睡卧则安。风寒暑湿，气郁生痰，下虚上实，皆致眩晕。风浮，寒紧，湿细，暑虚，痰弦而滑，数大火邪。先理痰气，次随症而治可也①。

病因 此元气虚而有痰也。亦有挟火者，火动其痰也。又有无痰而作眩晕者，虚火上升耳。

脉 风眩脉浮，痰眩脉滑，有火洪数。

药 以细辛②、甘菊、天麻、川芎、白术、桔梗、蔓荆、半夏、藁本、羌活、荆芥穗之类消息用之。

头痛

头痛之症不一，有痛在巅顶者，有痛在两太阳者，有痛在发际额角者，有痛在眉棱骨者，有痛在脑后者，所属经络不同。

病因 头痛专主于风，亦有火、有痰、有血虚者，大抵巅顶属风，太阳属风③，额角属火，眉棱骨属痰，脑后则属血虚也。

脉 数而滑者属痰火，大者、空者属血虚矣。头痛属厥阴。④

药 头痛以川芎为君，风者佐以羌活、蔓荆、白芷，火者佐以酒炒黄连，痰者佐以天麻、白术、半夏，血虚者四物汤加入细辛以治之。

头痛之症，风痛居多。头为六阳之会，风亦属阳，两阳相争，其痛必甚。又有气血俱虚，无力拒风，风虽入而不相争，

---

① 虚痰弦而滑……治可也：此二十字原脱，据王氏抄本补。
② 细辛：二字原倒，据王氏抄本乙正。
③ 风：原写作“火”而改作“风”，王氏抄本亦作“火”。
④ 头痛属厥阴：此句与上文不相衔接，疑为讹误。

故痛亦不甚也。其有饮食不消，痰涎壅上而作痛者，必胸膈饱闷，非风之罪。

眼 痛

凡目疾非一端，有暴赤痛，有内障，有外障，有攀睛，有赤烂，有昏花，有迎风泪出，有怕日羞明，有拳毛倒睫，有斗睛[①]，有悬旗[②]。

病因 大抵暴赤痛，风热也。内障、昏花，血虚也。外障、攀睛、拳毛倒睫，风热凝毒而成也。怕日羞明、迎风泪出，火攻上也。斗睛，肝气有余也。悬旗，阴虚也。总不外滋阴降火祛风而已，乃治目疾之大略。

脉 眼暴赤者，脉必浮洪。阴火上攻者，三部皆数而不浮。阴虚者，微涩。

药 大抵治眼不可过用寒凉。先滋其真阴，养其心血，而后驱风降火。暴赤者，羌活石膏散、明目流气散为主。阴虚诸症，用滋阴地黄汤、羊肝丸、明目地黄丸、上清丸，皆通因通用之药，选用可也。

附点药：炉甘石一斤，煅过，煎黄连浓汁，蘸，再煅。如此七次，研，水飞，淘澄[③]为泥，听用。临用时，甘石一两，入麝香一分，没药五分，珠子[④]三分，煅过研末，再用水澄过，再将黄连五钱煎浓汁，去滓调匀，点眼。

---

① 斗睛：目病的一种，俗称“斗鸡眼”，表现为双眼球偏向内侧聚拢。

② 悬旗：未见文献记载，待考。

③ 淘澄：药物加工方法。淘，将原料研碎，用水洗去泥土。澄，用乳钵研细，兑胶后澄清。

④ 珠子：即珍珠。

耳聋症

此症不必多辨，大抵妇人尤多，以其多忿欲也。男子多右耳聋，多色欲也。膏粱之人多两耳聋，以其肥甘动火也。

病因 大率属火者，多忿怒、色欲、膏粱，总是损真水而动邪火也。

脉 此症脉法不载，试之大率阴虚。

药 以四物、黄柏、知母养其阴，酒芩、山栀降其火，石菖蒲、细辛开其郁。六味丸亦要药。

消渴

消渴有三：上消，肺也，多饮水，少食，大小便如常。中消，胃也，多饮食，而小便黄赤。下消，肾也，小便浊淋如膏，面赤黑而瘦。

病因 三消虽分肺、胃、肾，然总是肾水不足，虚火上炎，所以饮水虽多，不能浸润于肠胃之外。

脉 三消脉必洪数。若尺脉劲疾者，不治之症也。

药 人参、知母、黄柏、瓜蒌、山栀、麦冬、元参、五味、花粉。大忌半夏。

燥结

不必辨症。夫患燥结者，但有新久之殊，及病人年齿[1]老少之异。

病因 老人久病者，血少不能润泽。少年而暂病者，大肠

① 年齿：年龄。

火炽。血少则益血润肠，火盛则降火以攻下。

脉 崔紫虚[①]《诀》云：热厥，脉伏或时数，便闭难，治不可错。燥结之脉沉伏，勿疑。热结沉数，虚结沉迟。若是风燥，右尺脉浮。

药 以大剂当归、黄芩、桃仁、知母、地黄、红花、麻仁、枳壳之类治之。外用蜜煎导法。

闭为气闭，结为粪结。少壮之人多患闭，以其气有余而血不及转运也。衰老之人多患结，以其血不足而大肠干燥也。又有风秘者，风入于肺而传入大肠也。大法：闭者调其气，结者润其血，得之风秘者，于调气血药中加去风之剂。

心脾痛[②]

胃脘当心而痛，或兀兀欲吐酸水、苦水，不思饮食，暂止复痛者是也。又有手足冷至节，痛不可忍者，名真心痛。

病因 心脾痛分新久。若知身受寒气，口吃寒物而得病者，于初得之时，当与温散、温通之剂，如砂仁、木香、半夏、草豆蔻、生姜、香附、陈皮、青皮之类。若病稍久而成郁，郁久则成热，热久则生火，须用山栀、黄连、枳壳、神曲、台芎、香附、炒滑石之类治之。又有死血作痛者，宜桃仁、归尾、延胡索、红花、青皮、红曲之类。真心痛者，大寒客犯心君所致。亦有虫痛。

脉 沉弦细动皆是痛症。痛甚必伏，痛定则复。细而迟易治，浮大弦长皆难治。

---

① 崔紫虚：即南宋医家崔嘉彦，号紫虚道人，著有《紫虚脉诀》。
② 心脾痛：陈氏抄本作“心脘痛”。

药 治法互见病因，兹不赘复。若真心痛，旦发夕死，夕发旦死，无治法。亦有蛔虫作痛，以苦楝根、使君子治之。心包络痛者，痰也。胃脘痛者，食也。得暖气而稍缓者，寒气客于心脾之间也。前心应后心痛者，郁也。唇白毛竖，口吐黄水者，虫也。气逆上冲，唧唧有声者，血也。心头间[①]痛，必大吐而后宽者，郁痰所致也。寒气直中阴经者，君火衰弱反为寒邪所劫也。亦有似真心痛而实非者，虽痛[②]之极，而面色无[③]青，四肢不厥，此乃胃口有虫兼痰[④]与食[⑤]而为害。

腹痛

腹痛不同，有绵绵痛而无增减者，有时作时止者[⑥]，有痛在一处不移动者，有或东或西不一处者，有痛后便利、利后痛止者。

病因 绵绵痛而无增减者，寒也。时作时止，火也。痛在一处者，积聚死血也。或东或西者，气攻也。痛后大便，便后痛止者，宿食也。须要审问而知之。

脉 与心痛同。

药 罗先生云：余治腹痛，须令以手按之，辨其虚实。虚者，手按之便觉痛止，宜白术、枳实、木香之类。实者，手按之痛不可忍，须随而治之，实火与痰食、积气、死血之类是也。用药与心脾痛相类，兹不另开。伤食腹痛者，胸膈饱闷，不思

① 间：陈氏抄本作“闷”。
② 痛：原作“负”，据陈氏抄本改。
③ 无：原脱，据王氏抄本补。
④ 痰：原作“痛”，据王氏抄本、陈氏抄本改。
⑤ 食：原作“实”，据王氏抄本、陈氏抄本改。
⑥ 有时作时止者：原本脱，据陈氏抄本补。

饮食者是也。感怒腹痛，肝气受伤，痛连两胁者是也。感寒而痛者，小腹冰冷也。霍乱腹痛者，不吐不泻，邪气扰乱也。血虚而痛者，猥猥作痛，若细筋抽引也。气虚而痛者，似饥非饥，呼吸少气也。腹痛泄泻者，宜燥湿而兼消导也。凡诸腹痛皆用芍药、甘草，甲己化土①之义也，而于血虚更宜耳。

胁　痛

胁痛，或左或右，或在中脘，痛甚不可屈伸也。

病因　左胁痛甚者，肝火盛，有死血。右胁痛甚者，属气滞，湿痰流注。连胃脘痛者，宿食郁气发热也。

脉　下手脉沉，便知是气；痰与火则洪滑。

药　凡胁痛，不拘左右，皆用黄连、苏叶、枳壳、砂仁、香附、炒龙胆、草果、柴胡、青皮、川芎、厚朴、苏子之类。食积、痰饮相兼者，二陈汤兼消导药，加麦芽、山楂、枳实、神曲之类，或只用佐金丸治之。胁者，肝之部位也，肝藏血，瘀血凝结则痛。肝为将军之官，怒气郁而不舒则痛，然于何辨之？瘀血作痛者，痛而不膨，其痛无息②时也；怒气作痛者，痛而且膨，得嗳即宽，其痛有止时也。又有季胁作痛者，季胁在胁之下，肝胆之位也，痛甚而下连小腹者，亦是死血。痛不甚而止于一处者，痰也。

---

① 甲己化土：运气术语。《素问·天元纪大论》："甲己之岁，土运统之。"

② 息：停止。

腰　痛

腰痛者，腰强不能屈伸俯[1]仰，如闪气[2]之状，而实非闪气也。

病因　其因有五：有湿热，有寒，有肾虚，有瘀血，有闪气。湿热者，遇天阴或久坐而发者是也。肾虚者，痛之不已者是也。寒者，其痛不甚，身冷即发者是也。瘀血痛者，日轻夜重，有定处而不移者是也。然肾不虚则营卫周流，何痛之有？又有肾着一症，其体重，腰冷如冰，此纯由于湿也。

脉　皆沉而弦。兼浮者，风；兼紧者，寒。软细者，湿。虚者，大。涩者，恶血。滑伏者，痰。

药　虚者，黄连、知母、枸杞、五味之类，杜仲、龟版、地黄、山萸亦可用。瘀血者，补虚药中加桃仁、红花、没药之类。湿热者，苍术、川芎、杜仲、黄柏之类。痰积者，二陈倍半夏加南星。闪挫者，桃核酒，外用热物熨之。诸腰痛皆禁用寒凉。闪挫者，因闪挫得之，肾离其故处也，顺气为主。妇人腰痛，少壮多血滞，老弱多血虚。

疝　气

疝气者，睾丸胀大，小腹急痛，或上升或下坠，或有声如蛙，或有形如瓜者是也。

病因　专主肝经，与肾绝不相干，俗谓之膀胱、小肠气者，皆妄言也。大抵是湿热、痰积流下作病，又为寒气郁结而成，

---

① 俯：原作“腑”，形近而误，据文义改。

② 闪气：扭伤筋骨。

所谓寒包热。

脉 必弦。弦而牢急者，生；弱急者，主死。痛甚者，脉必伏。

药 病不用补药。痰积与死血作痛者，栀子、桃仁、山楂、枳实、萸肉同炒，顺流水、生姜汁煎服。冬月加附子，或以青皮、桃核、荔子①核、香附、山楂、柴胡、破故纸为末，酒调服，大忌凉剂。若木肾②偏坠，则用苍术、白芷、半夏、吴萸、炒滑石之类。又有囊大如斗，小便淋沥者，非疝也，乃膀胱之气也。膀胱受邪气，闭而下坠，小便渗于阴囊③也。小儿④偏坠，以食积治之。妇人小腹两旁忽然并结胀痛，乃寒气积于厥阴所致，此阴疝也。肝主筋，循阴器者⑤。阴器者，筋之宗也。一着于寒，则宗筋短缩而小腹急痛，下连睾丸，牵引作痛；甚有升上入腹者。又有胁旁动气，或时胀起横入阴处，响如蛙声而下坠者，皆为寒疝也。如感湿而成者，一丸渐大，一丸渐小，其冷如冰，其硬如石，肝木得湿，不能⑥畅茂条达，此为湿疝也。得之房劳，秽水浸淫，热气熏蒸，以致皮破水流，痛不可忍者，此为劳疝。又有痄瘰⑦既减而睾丸即大，此少阳感受风热，移于厥阴，此为热疝也。

---

① 荔子：即荔枝。
② 木肾：病名。指睾丸肿大，坚硬麻木之病。
③ 阴囊：原作“膀胱”，据陈氏抄本改。
④ 儿：原作“便”，据陈氏抄本改。
⑤ 者：疑为衍文。
⑥ 不能：原脱，据陈氏抄本补。
⑦ 痄瘰：即“痄腮”，为瘰疬一种。

脚　气

脚气者，两足或一足赤肿疼痛，心腹膨胀，头目手足浮肿，间有头痛身热者是也。

病因　有湿热，有食积，有风热，有寒湿。大法以解表散邪为主。

脉　脚气之脉，其状有四：浮弦为风，宜汗；濡弱者湿气，宜渗；迟涩因寒，宜温；洪数为热，宜下。微滑，虚；牢坚，实。

药　以苍术、防己、红花、川芎、川楝子、白术、独活、木瓜、牛膝、槟榔之类消息用之，或用舟车丸、健步[①]丸、当归拈痛汤之类。

积聚痞块

积聚，亦谓[②]之癥瘕。大抵不动移者曰癥，或有无、或上下、或左右者，曰瘕。五脏各有其名，详载《内经》，兹不复赘。

病因　痞块在中为痰饮。在右为食；在左为血块。气不能作块，成聚而已。故块为癥而聚为瘕。癥者，真也；瘕者，假也。若妇人腹中有块，不分上下，俱是死血所成。

脉　或结或伏，实强者生，沉小者死。

药　积聚，古方多以三棱、蓬术攻之，不知养正气积自除，若不养正气而专攻击，则愈攻愈失矣。须[③]以白术养脾，

---

① 步：原作“脾”，据陈氏抄本改。

② 谓：原作“为”，据文义改。

③ 须：原作“次”，据陈氏抄本改。

脾旺自消，但以三棱、蓬术佐之。古方枳术丸，一补一消，补多消少，积聚之圣药也。

虚损发热诸症

阴虚发热者，厌厌①无力，午后发热，饮食减少。阳虚发热者，午前发热，自汗恶风、头痛，若欲吐，心不宁是也。

病因 阴虚者，血虚也，得之酒色过度。阳虚者，气虚也，得之劳役奔走也。

脉 凡脉数大而无力者，便是阴虚也。细而迟弱，气不足以息者，阳虚也。寸脉弦大，劳损而虚。寸弱上损，浮大里枯。尺寸俱弦，五劳之躯。血羸左濡，气惟右推，左右微小，气血无余。劳瘵脉数，或濡而细，潮汗咳血，肉脱者死。

药 阴虚用四物汤，加炒黄柏、瓜蒌实、知母、龟版、枸杞、五味、麦冬。阳虚用补中益气汤、升阳散火汤之类。

《机要》② 云：虚损之症，寒热因虚而感也。感寒则损阳，阳虚则阴盛。凡损自上而下，一损损于肺，皮聚而毛落；二损损于心，血脉虚少不能荣于脏腑，妇人则月水不通；三损损于胃，过胃则不可治矣。感热则损阴，阴虚则阳盛。凡损自下而上，一损损于肾，骨痿不能起于床；二损损于肝，筋缓不能收持；三损损于脾，饮食不能消克，过脾则不可治矣。

自汗、盗汗

不动作而时时有汗谓之自汗。睡去则汗出，觉后即汗止者，

---

① 厌（yān 烟）厌：精神不振貌。

② 《机要》：即《活法机要》，李东垣著。

谓之盗汗。

病因 自汗多因虚而亡阳，亦有湿胜者。盗汗多因虚而亡阴，亦有内热者。

脉 细而无力者阳虚，大而无力者阴虚。湿胜则软，热则洪数。汗家，浮虚，或濡或涩，自汗在寸，盗汗在尺。

药 以人参、黄芪，少佐以桂枝、麻黄根、白术、浮麦，自汗之药也。当归六黄汤加枸杞子、地骨皮、知母，盗汗之药也。又必宁心安神之剂佐之，大忌半夏、生姜。汗为心之液，治其本也。

痿肺痿则声哑

痿者，筋骨痿弱，不痒不痛，不拘不挛，不能起于床是也。

病因 东方实，西方虚，泻南补北。东方木，肝也。西方金，肺也。南方火，心也。北方水，肾也。五行之中，惟火有二。肾虽有二，水居其一，阳常有余，阴常不足。故经云：一水不能胜[1]二火，理之必然。肺金体燥而居西方，主气，畏火者也。脾土惟湿而居中，主四肢，畏木者也。火性炎上，若嗜欲无节，则水失所养，火寡于畏而侮其所胜，肺得火邪而热矣。木性刚急，肺受热则木失所制，木寡于畏而侮其所胜，脾受木邪而伤矣。肺热则不能管摄一身，脾伤则四肢不能用，而诸痿作矣。泻南则肺金清而东方不实，何脾伤之有？补北则心火降而西方不虚，何肺热之有？故治痿之法，独取阳明一经。阳明实则宗筋盛，而能束骨利机关矣。

---

① 胜：原脱，据王氏抄本补。

脉 尺虚弱涩而紧，病为足痛，或是痿病①。

药 东方实而西方虚，言病因也。泻南方补北方，言治法也。故治痿专以补阴为主，用黄柏、人参、茯苓、生地、防己、黄芪、白术、当归、牛膝、木瓜补虚壮骨等药。切不可作风治而用风药，风能燥湿，则阴血益衰矣。

风、痿之别，痛则为风，不痛为痿。经云：痛则为实，不痛为虚。曰风曰痿，虚实二者而已。东垣云：气盛病盛，气衰病衰，何则？人之气血充实而风寒客于经络之间，则邪正交攻而疼痛作矣。人之气血虚弱而痰火起于手足之内，则正不胜邪而痿痹作矣。故丹溪云：痿症不可作风治而用风药，盖以痛风为实而痿痹为虚也。曰散邪，曰补虚，岂不紊乎？痿似湿而实非湿，乃肺金受热，其叶焦枯，不能统摄一身之气，故成痿也。宜用四君子汤以补其气，桔梗引入肺金，黄芩、山栀以清肺热，麦冬、五味、瓜蒌仁以润肺燥，木通以通肺窍，少加升麻以提肺气。治痿之法颇为详矣。

厥

厥，逆也，手足因气逆而冷也。有气厥、寒厥、热厥②、痰厥、尸厥、蛔厥、伤寒而厥，其症不一，而所因各不同。

病因 气厥者与中风相似，但中风者身温，中气者身冷耳。痰厥者，乃寒痰迷闷，而四肢逆冷也。寒厥则③身冷脉沉，四肢逆冷也。热厥者，四肢反热，内热极深而厥也。尸厥者，即名中恶，冒犯不正之气，肌肤粟立，头面青黑，精神不守，错

① 病：王氏抄本作“痛”。
② 热厥：原作“厥热”，据陈氏抄本乙正。
③ 则：王氏抄本作“而”。

言妄语，牙关紧急，昏不知人，亦名客忤。凡吊死问丧、入墓登冢，多有此症。蛔厥者，乃胃寒所生，胃寒而长虫[1]上行也。其伤寒之厥有阴阳之分，又宜细究。

脉 凡厥脉，属气者细，属血者大，热者数，痰者滑，寒者沉，蛔厥者伏。尸厥者或有或无，乍大乍小。外感则浮紧。阳厥滑而沉实，阴厥细而沉伏。

药 大法：气厥者，用苏合香丸及七香散。痰厥，竹沥、姜汁。蛔厥，理中汤加乌梅。尸厥，亦用苏合香丸，酒调灌之。若热、寒厥，则各察其脉，消息用之。

劳 瘵

元[2]是虚损之极，痰与血病，先起于气怯，以后成劳。脉来数大或虚细弦急。若脏中有虫食心肺，曰瘵。劳瘵者，五劳七伤，病根极深。肌肉消烁，瘦损尪羸[3]，骨节烦疼，吐咳脓血，或自汗盗汗，多思饮食而不能食者是也。阴虚不受补者不治，相火上炎者不治。

病因 大抵男子二十前后，色欲过伤，损及精血，必生阴虚火动之症。睡中盗汗，午后发热，咯咯咳嗽，倦怠少力，饮食不思，甚则咳血咯血，肌肉消瘦，此名劳瘵。轻者数十服可愈，重则期以一年。然又必病人坚心定志，绝房室，断忿怒，节食戒性，方可得生。不尔，虽服良方，亦不能见效也。

脉 缓弱者，良；急数，不治。骨蒸劳热，脉数而虚。热而涩小，必损其躯。加汗加嗽，非药可医。

---

① 长虫：蛔虫。

② 元：原本。

③ 尪羸（wāngléi 汪雷）：瘦弱。

药　此病补阴为要，四物汤、知母、黄柏、天冬、地骨、瓜蒌、枸杞、山萸、枣仁之类。忌服参芪补气之药，服之过多者难治。近时吴人葛生方①亦可选用。至于传尸一症，当取其虫，而后以苏合香丸治之。

妇人经病

妇人之病多生于经不调，故妇人一科，首重调经。然经病多端，有过期者，有不及期者，有紫黑色者，有淡白色者，有经将行而作痛者，有经候过而作痛者，有不行者，有暴下不止者，须当审察其所因而随症施治之。

经过期而来

病因　经候过期，血少也。亦有肥盛而为痰塞阻者。治各不同。

脉　血少必涩，痰阻脂塞者必滑，诊脉最易辨。

药　血少，四物汤加参、术。痰脂凝塞者，二陈汤加南星、二术。

经候不及

病因　经候先期，乃血热也。四肢必热，或淋沥十数日方止。

脉　虚中有热，其脉必涩而数也。

药　用四物汤，加入参、术补其虚，黄柏、知母、黄芩、艾叶清其热。

经行多紫黑色

病因　经水黑色而成块者，或以为瘀血，不知此是热极。

---

① 葛生方：指元代医家葛可久所著的劳瘵专著《十药神书》。

热兼水化，其色乃黑。紫色者热尚浅耳。当以凉血为要。

脉 两尺必洪紧，似有胎状，但欠和耳。

药 用四物汤加黄芩、香附。

经行色淡白者

病因 经水淡白有二：一是血虚，一是挟痰。虚者来必少，痰者来必多也。

脉 必微而软，厌厌如循榆叶之状。

药 血虚者，用川芎、赤芍、人参、白术、当归、黄芪、熟地黄之类。痰者，二陈汤。

经将行而作痛者

病因 经将行而作痛有二：一是血实，一是郁滞有瘀血也。

脉 多沉而结。

药 血实者，用四物汤加青皮、香附治之。郁滞有瘀血者，以四物汤加桃仁、元胡、红花、木香。

经候过而作痛者

病因 经行后而作痛者，虚中有热也。一云：虚者淡白，兼热者必紫色也。

脉 其象虚微而兼结，宜兼数。

药 用四物汤加香附、黄柏、川连。

经 不 行

病因 经不行有二：一是血枯经闭，一是痰多壅塞隧道。

脉 血枯者细而数，痰闭则滑而结也。

药 血枯以四物汤加桃仁、红花。痰闭用导痰汤加川芎、香附，不可服地黄。

经水暴下者

病因 血热而兼气虚，不能收摄也。亦有上焦壅塞，气不流通而迸出于外也。

脉 两尺紧数，不可治；芤者，易治①。紧疾者，死；迟者，生。洪大者，死；虚小者，生。

药 虚而无力用参、术、芪、芎、黄柏、归身、棕灰、阿胶之类。有热加黄芩、侧柏、槐花、地榆，无热服黑莎根②、川芎、金毛狗脊，必暂止也。龟版亦可服。痰郁于胸中，则清气不升，故经脉壅遏而降下，非开痰不足以气升，非气升则血不能归隧道焉。

带 下

带下者，阴中秽物如小粉水是也。色白谓之白带，色赤谓之赤带。水自高而趋下，宜先绝其上源。有以涌法治之而愈者。

病因 大抵白属气，赤属血。罗先生谓是胃中痰积流下，渗入膀胱也。故主治以燥湿为先，兼用升提，甚者用吐法，以提其气。

脉 右关必洪滑，连及右尺。脉小虚滑者，生；大紧数者，死。

药 赤白分大小肠，各用引经药。大率用二陈汤加二术、滑石、蛤粉、瓦楞子、青黛。有热加黄柏、知母、椿白皮。带下总属肾虚，以杜仲为君，补气血药佐之也。若先痛而后下者，不用参、术，加香附、砂仁、元胡索。

---

① 芤（kōu 扣）者易治：此四字原脱，据王氏抄本补。

② 黑莎根：即黑沙蒿根，有止血功效。

产前诸病

妇人产前以安胎为主。虽病患多端，如恶阻、胎漏、子阻、胎动、子痫、子气，为症不一，然必先保其胎可也。诊胎脉，阳别阴搏，谓之有子，阴中有别阳也。少阴脉动甚者，妊子也。尺中之脉按之不绝者，妊娠也。左疾为男，右疾为女。又法：左手沉实为男，右手浮大为女也。妊娠初时，尺微寸数；按之散者，三月也；按之不散者，五月也。妊娠七八月，脉实牢强大者，吉；沉细者，恐有难产之厄也。三部之脉，浮沉正等，无他病而不月①者，孕也，尺大而旺亦然。

安　胎

胎不安者，或下血，或腹痛，或下坠，或上升，或下秽浊是也。

下血，便血也。腹痛，气不和也。下坠，气弱不能举也。上升，虚火炎上也；下秽浊者，因脾虚下陷，湿痰流注也。

病因　大约有三：或因怒气，或因负重，或因内热所致，宜详审而治之可耳。盖胎藉血以养，血少则胎动。有火者亦血少之故耳。

脉　胎不安者，脉必躁疾也，胎必坠。

药　大法：因气者，四物汤加炒砂仁末，或略加木香。若负重跌扑伤胎者，用阿胶鲤鱼汤。有热者，用白术、黄芩合四物汤治之。如痛者，少②加砂仁。

---

① 不月：指经闭或月经不按月来潮。

② 少（shǎo）：稍稍、稍微。

恶　　阻

受胎后一二月或四五月，食即恶心，或欲吐者是也。

病因　肥人多作痰治。或有气逆者，亦有火者，大抵是脾虚耳。

脉　恶阻之脉，上出鱼际。

药　用二陈加竹沥、枳壳。然半夏堕胎，略加可耳。有火者，加姜汁炒川连、酒炒黄芩以治之，可也。

子　　阻①

妊妇遍体浮肿者是也。两足浮肿者，俗谓之子气。

病因　此脾虚不能制水也。

脉　濡而弱者，易治；弦者，难治。

药　用鲤鱼汤治之。《三因方》云鲤鱼汤之治水，因其气相感也。

胎漏、胎动

同治。妇人有胎而血漏下也。

病因　得之纵欲而不谨也。

脉　必促而弦。

药　用桑寄生、鲤鱼、生地、阿胶、蒲黄、地榆、黄芩、台术，痛加砂仁。

子　　痫

妊妇中风，忽然头项强直，手足拘挛，言语蹇涩，痰涎不利，或时发搐，不知人事者是也。

病因　此与中风相似，痰热生风也。用四物汤以养血，黄

---

① 阻：陈氏抄本作“肿”。

芩、川连以降火，半夏、生姜以消痰气。

脉 乍有乍无，带急者死。

药 用羚羊角、炒川芎、当归、茯神、枣仁、秦艽、竹沥之类。

子　悬

胎气不和，胎上凑心，胸腹胀满疼痛。谓之子悬者，胎不上不下，状如悬挂也。

病因 此得之怒气忧郁，饮酒而纵欲也。

脉 或伏或起者是也。

药 以黄芩、砂仁、当归、大腹皮、白芍、紫苏、陈皮、甘草之类。

子悬者，乃下焦气实，火气举胎而升也。治宜流气养血。

子　淋

乃妊妇小便涩少也。

病因 此膀胱有热，脾胃有湿也。

脉 两尺数而急。

药 以冬葵子、麦冬、黄柏、赤茯苓、灯草心①同四物汤治之。

子　烦

烦躁闷乱而心神不宁也。

病因 此症皆由于心血少而痰与火乘之耳。

脉 疾而多数。

药 以麦冬、黄连入八物汤中治之。心肺有热，宜用条芩、

---

① 灯草心：即灯心草。

地骨皮、麦冬肉之类以治之，不宜补气也。

产难横逆

产难之证，有至三日而不下者，皆由于坐草①早也。

病因 有妊妇肥盛，躯脂闭塞而不转运者，又有忍痛屈身而不能转运者。切不可使收生婆轻易用汤②擦手候。宜使两腋挟，不使曲身反卧，服后药。

脉 脉多离经。不离经及不至者，死。脉至十至以上者，死。离经两③脸俱青者，死。胎动于中，脉乱于外，故离乎经，常。

药 以当归、川芎、葵花、葵子、滑石、百草霜、草头灰治之。又方，用葵子炒为末，每服调三钱。难产之故，多是气血虚弱，营卫涩滞使然。达生散，用人参、术、草益其气，归、芍益其血，紫苏、陈皮流其滞气。血不虚不实，则其生也易矣。

产后诸症

产后症候多端，如血晕、水肿、发热、大便秘、伤食、中风、败血妄行等症，然皆以大补气血为主。又世俗多禁用寒凉，不敢少犯。医有新产而用芩、连者，必咎之。罗先生以芩、连易干姜，全活甚众。先生云：产后所禁用寒凉者，如水浆、瓜果、冷水之物，恐败血见冷物而凝滞之耳。若药性之寒凉何妨于败血哉！乃世俗之通论，皆由以用黑神散治产后一十八症，而谬信“热则流通”之一句也。

---

① 坐草：为临产之别名。古时妇人临产，下铺以草，故称。

② 汤：原作“汤”，据陈氏抄本改。

③ 两：疑为“而”之讹。

脉　凡诊新产之脉，缓滑者，吉。若见实大弦急者，死；寸口突疾不调者，死；沉细附骨不绝者，生。

血上冲心

新产后，有血上冲心，霎时间不省人事者是也。

病因　此由妊妇素常虚弱，而临产时用力太过，一时虚火上升，血随而上也。

脉　脉多不至，省后即复。

药　酒化五灵脂，和入童便，调而灌之。

中　风

一名蓐风，谓新产后忽然角弓反张，口眼歪斜，不省人事，痰涎壅塞者是也。

病因　此病多因胎前失调，元气虚弱，产后虚火上炎，痰热相乘，是以卒然而中也。此热则生风也，大忌发表。

脉　微数带弦。

药　用四物汤加大剂天麻、竹沥、姜汁、童便、益母草治之。

恶露不尽

必脐腹疗痛①，小腹有块，俗谓之儿枕骨痛。

病因　产后败血不尽，为症不一，如寒热、腹痛、眩晕、脐旁结块，皆是也。俱缘阴虚不能制火，以致虚火上炎，败血乘火之势不能行下也。世俗又以热则流通，多服尿酒以求活血，反致停滞不行，可笑也。故医者能明其理，则宁违众而勿狥②

① 疞（jiǎo 绞）：腹中急痛。同“㽱”。《广韵·巧韵》：“㽱，腹中急痛。俗作疞。”

② 狥（xùn 训）：同“徇”，顺从。

时也。

脉 败血停滞不利，脉多沉涩，大率与积脉①略同耳。

药 世俗以四物、益②母及桃仁、红花、没药、元胡索为逐恶露之剂，而不知山楂一味，驱逐败血之圣药，连核为末入药中，其效如神。

血　晕

产后头眩眼花，四肢麻木，如在舟车之上，常觉四壁旋转者是也。凡血晕不省人事，急用炭火，沃③以酽醋④，使醋气熏蒸入鼻中，则神气自然清爽矣。

病因 此症因产妇素本虚弱，而受胎之后，又失调理，产后血去阴虚，虚火渐炽，载恶露而上行，渐渐眩晕。上过于心，不治。

脉 恶露干犯⑤是脏，则是脏经脉绝矣。

药 用天麻、黄芩、黄连、川芎、滑石、当归、荆芥穗之类以治之。

浮　肿

病因 脉法、用药与胎前同。但产后脉更宜弱，而用药则补剂较多耳。

发　热

产后三五日，恶寒战栗，发热不止，烦渴闷乱者是也。

---

① 积脉：陈氏抄本作“积聚之脉”。
② 益：原脱，据王氏抄本补。
③ 沃（wò 握）：浇。
④ 酽（yàn 燕）醋：浓醋。
⑤ 干犯：触犯。

病因 经云：阳虚生外寒，阴虚生内热。产后去血过多，则阳无所依，而浮散于外，故烦闷而发热也。

脉 经云：产后脉不宜洪大。今热甚，则自然洪大，但洪大中带缓者无妨，带紧数者死。

药 发热轻，正治，用四物汤加柴胡、红花、丹皮、知母治之。重者，从治，四物汤加干姜，收其浮散之阳，然后再用正治法可也。

子宫病

其病有三：有产后子宫不收者；有子宫痛不可忍者；有误伤而血淋不止者。

病因 子宫不收者，元气虚极也。子宫痛者，火郁气滞所致也。

药 子宫不收，八物汤加荆芥、藿香、桑皮、乳香。子宫痛者，四物汤加香附、黄柏、丹皮。误伤者，八物汤加黄柏、丹参、樗皮①、乳香。外用五倍子、乳香煎汤温洗，亦可碾细末而敷之。

---

① 樗（chū 出）皮：亦名臭椿皮、苦椿皮。可清热燥湿，收涩，杀虫。

医家小传

罗司徒知悌，字子敬，宋宝祐①中寺人②。精于医，得金医士刘完素之学，而旁参于李杲、张从正二家。然性倨甚，先生谒焉，十往返不能通。先生志益坚，日拱立于其门，大风雨不易。或告罗曰：此朱彦修也，君居江南而失此士，人将议君后矣。罗遽修容见之，一见如故。每为言学医之要，必本于《素问》《难经》，而湿热相火为病最多，人罕有知此秘者。兼之长沙之书详于外感；东垣之书详于内伤，必两尽之，治疾方无所憾。区区陈、裴之学③，泥之且杀人。先生闻之，夙疑为之释然，学成而归。

上《朱丹溪先生传》为宋景濂④著。罗太无，系南宋宦者，元初尚在，仍居杭城，惜著述只此一卷。

光绪丙戌七月　康瓠谨录⑤

① 宝祐：即“宝佑”，宋理宗赵昀的第六个年号（1253—1258）。

② 寺人：亦作“侍人”，为宫中侍御之宦官。

③ 陈、裴之学：代指《太平惠民和剂局方》。陈、裴分别指《太平惠民和剂局方》编校者陈师文、裴宗元。

④ 宋景濂：宋濂，字景濂，元末明初文学家。

⑤ 康瓠（hù户）谨录：康瓠，空壶、破瓦壶，比喻庸才，此处为自谦之语。王氏抄本“康瓠谨录”后有“徐康”二字。

跋

此书论医最简而精，世鲜传本。乙酉秋，彤伯出以相示，云是徐丈子晋所贻①。子晋之兄，即彤伯所从学医者也。彤伯好蓄古医书，秘册实多。他日若能刊行一二以惠世，何幸为之！

乙酉重阳后礼耕跋

① 贻：赠予。

校注后记

《罗太无口授三法》（或题《罗太无先生口授三法》），一卷。罗太无口授、朱震亨述录而成。约成书于元泰定四年（1327）。本书戴原礼序曰："居三年而太无辞世，先生（朱丹溪）为之营葬乃归，隐于四明金华，命内侄赵凝笔而成书，以授原礼。"依此序可知，朱丹溪将授业恩师传授的医学理论及经验，转述于内侄赵氏，由赵氏笔录而成此书，书成后丹溪赠予其弟子戴原礼，后经再传而至今。从此书成书过程可知，《罗太无口授三法》主要是对罗知悌医学思想及临证辨证处方的经验总结，从侧面亦体现了朱丹溪个人作为罗知悌的关门弟子，对恩师学术思想的继承和把握。

一、罗知悌生平简介

罗知悌，宋末元初医学家，生于1238~1243年之间，卒于1327年，字子敬（一说字敬夫），号太无，世称太无先生。钱塘（今浙江杭州）人。罗氏史书无传，其生平及轶事少量散于史料。如《古今医统》载："罗知悌，字敬夫，世称太无先生，精于医术，得金刘完素之传，旁通张从正、李杲二家之书，有异见，惟好静僻，厌与人接。惟丹溪为得意弟子，遂尽教以所学。"《杭州府志》载："（罗知悌）以医侍穆陵，甚见宠厚。……知悌能词章，善挥翰，贫病无告，予之药，无不愈者，仍赡以调理之资。"此外，元代孔行素《至正直记》、朱丹溪《格致余论》及宋濂题辞中亦有罗氏事迹之描述。总结以上材料，简略介绍罗氏生平如下：

罗氏生平较为坎坷，年少时被送入宫中做宦官，后得刘完素门人荆山浮屠所传医术，又旁通张从正、李杲之书，集金代三大医家之长，继承之余又有独到见解，医术日益精湛。除医术外，又精通词章书画、天文地理，得到了南宋理宗赵昀的厚待。然德祐二年（1275），元兵攻破临安，掳走宋恭宗，罗太无作为宦官被迫同行至燕京。元代孔行素《至正直记》“罗太无高节”篇记载了罗氏入燕京后的生活，“罗太无，钱塘人。故宋宦官也，侍三宫。入京后，以疾得赐外居，闭户绝人事。……好读书史，善识天文、地理、术艺。武夷杜本伯原尝私问之，多所指教，因得其秘。”罗太无性格桀骜不驯，为人耿直，不攀权贵，不吝钱财。在燕京期间，“闭门绝人事”，不愿做官，也很少交际应酬。其侄（罗源）当时为徽政院使，前来拜谒，罗氏拒而不见。但罗氏对友人拜访却热忱招待，元代文学家、理学家、《敖氏伤寒金镜录》的作者杜本常上门讨教，罗氏亦慷慨相授。罗氏离开燕京时，叮咛其侄不可依仗权势。临行时，将所积钱财、古玩散与邻坊故人，只将几千部书籍束于车后带回杭州。

罗太无从三十余岁就被扣留燕京，至古稀之年才得以释放，回到江南杭州故乡。史料多载罗氏性孤傲，喜静僻，不善交际，应该与其流离失所的生活经历有关。回到故土杭州，罗氏亦过着隐居的生活，甚少见客，因而朱丹溪多次拜谒都被拒之门外。戴元礼《九灵山房集》“丹溪翁传”对此做了载述：“元泰定二年（1325），（丹溪）翁往谒焉，凡数往返，不与接。已而，求见愈笃，罗乃进之，曰：子非朱彦修乎。时翁已有医名，罗故知之。翁既得见，遂北面再拜以谒，受其所教。”朱丹溪随罗氏学医三年，“罗每日有求医者来，必令其（朱丹溪）诊视脉状回禀。罗但卧听，口授用某药治某病，以某药监其药，以某药为引经。往来一年半，并无一定之方”。罗氏回杭州前，自言“老且病颓”，后来只能“卧听口授”，身体每况愈下。至1327年，罗太无辞世。戴原礼序亦载：“（朱丹溪）居三年而太无辞世，先生为之营葬乃归。”

罗氏虽然性格孤傲，但对待病人恫瘝在抱，古道热肠，“凡求治者皆为诊疗，而无倦色，遇贫病无援者，赠以药资”。《丹溪翁传》所载罗氏验案，“治滇南一僧，远游江浙，思亲成疾。先生惠之以饮食药饵，复赠金一镒以资其归”。可见，罗太无虽恃才傲物，但医德高尚，医术高超，是一位乐于济世的良医。

二、罗知悌的医学贡献

1. 倾其医术、授予丹溪

从促进中医学进步发展的角度来看，罗太无的最大成就无疑是培养了一代名医朱丹溪。元泰定二年，朱丹溪至杭州拜谒罗太无，太无生性静僻，厌与人接，故将丹溪拒之门外。虽被拒绝，“先生志益坚，日拱立于其门，大风雨不易”。罗氏终被丹溪诚意打动，接见丹溪，并收为弟子，成为杏林佳话，后人称之“罗门拱立”。罗氏晚年收朱丹溪为徒，视丹溪为衣钵传人，将刘河间、李东垣、张子和三家之学及其自身临证经验倾囊相授，为创立丹溪学派提供了坚实的基础。

罗氏认为：“为言医学之要，必本于《素问》《难经》。而湿热、相火为病最多，人罕有知其秘者。兼之长沙之书详于外感，东垣之书详于内伤，必两尽之，治疾方无所憾。区区陈裴之学，泥之且杀人。”丹溪闻之，夙疑冰释。罗氏将习医之法授予丹溪，《素问》《难经》为医学思想之根本，仲景《伤寒论》详释外感之疾，东垣《脾胃论》等阐析内伤之病。尤其提到

"湿热、相火为病最多，人罕有知其秘者"。朱丹溪在湿热和相火两个方面尤有发挥，此言功不可没。

罗太无的创新思想亦影响朱丹溪。罗氏治病处方不拘泥古方，其言"用古方治今病，正如拆旧屋凑新屋，其材木非一，不再经匠氏之手，其可用乎?"故制方用药灵活善变，疗效颇佳。丹溪亦秉承恩师尊古不泥古的创新思想，在继承了金元寒凉、攻下、补脾学说外，创立了滋阴学说，成为金元四大家之集大成者。

2. 口授三法、著书立说

罗太无为朱丹溪的老师，生前著述不多，目前仅知有《心印绀珠》和《罗太无口授三法》两种。钱曾《读书敏求记》记载："罗知悌《心印绀珠》一卷。知悌，字子敬，号太无先生。集六散三丸十六汤，以总持万病，意在康济斯民，甚盛心也。是册缮写精楷，乃名手所书，宜珍秘之。"此书与李汤卿《心印绀珠经》名近，但根据内容可知二者非同一书。罗太无《心印绀珠》现已无迹可寻，成为佚书。

《罗太无口授三法》是目前所知罗氏仅存之作，未曾刊刻，仅以抄本流传。此书分述中风、伤寒、暑病、瘟疫等内科杂病及妇人胎产前后诸疾证治，每一病证按证、因、脉、药依次论述。罗太无师从刘完素门人荆山浮屠，尽得刘氏之学，又旁通张从正、李东垣之说，故其学宗河间而兼采众家之长，每多阐发己验而立新说。其言"用古方治今病，正如拆旧屋凑新屋，其材木非一，不再经匠氏之手，其可用乎?"故其临证制方用药，灵活变通。如治"伤寒"一证，其以九味冲和汤代桂枝、麻黄二汤。言"遵仲景方法，然变态百端，不能悉举，仔细详之"。又如其论中风，以河间、东垣心火盛而肾水虚立论，再从

"虽缘外风之中，实因内气之虚"溯源，认为"虚之所在，气多不贯。一为风所入，肢体于是乎废也"。并根据中风部位确立治疗大法："中脏者宜下，中腑者宜汗，中经者宜补血以养筋，中血脉者宜养血以通气。"罗氏诊病立方，法随证出，方据法立，井然有序，简明切要，实为临证圭臬。

三、结语

本书名《罗太无口授三法》，然"三法"之义，所指不明。笔者据本书内容推测此"三法"应指罗氏对具体病证的病因、脉、药三方面的论述。也有专家学者认为此"三法"指刘河间、张从正、李东垣三家之医术医法，此说亦值得参考。笔者在整理本书过程中，曾遇部分学者怀疑此书之真伪，认为此书或为他人托名之作。然经对本书内容及相关文献的反复阅读及考证，笔者仍倾向于此书为罗氏医学思想之精粹。

总书目

医经

基础理论

伤寒金匮

伤寒论直解
伤寒论类方
伤寒论特解
伤寒论集注（徐赤）
伤寒论集注（熊寿诚）
伤寒微旨论
伤寒溯源集
伤寒启蒙集稿
伤寒尚论辨似
伤寒兼证析义
张卿子伤寒论
金匮要略正义
金匮要略直解
高注金匮要略
伤寒论大方图解
伤寒论辨证广注
伤寒活人指掌图
张仲景金匮要略
伤寒六书纂要辨疑
伤寒六经辨证治法
伤寒类书活人总括
订正仲景伤寒论释义
伤寒活人指掌补注辨疑

诊　　法

脉微
玉函经
外诊法
舌鉴辨正
医学辑要
脉义简摩
脉诀汇辨
脉学辑要
脉经直指
脉理正义
脉理存真
脉理宗经
脉镜须知
察病指南
四诊脉鉴大全
删注脉诀规正
图注脉诀辨真
脉诀刊误集解
重订诊家直诀
人元脉影归指图说
脉诀指掌病式图说
脉学注释汇参证治
紫虚崔真人脉诀秘旨

针灸推拿

针灸全生
针灸逢源
备急灸法
神灸经纶
推拿广意
传悟灵济录
小儿推拿秘诀
太乙神针心法
针灸素难要旨
杨敬斋针灸全书

本　草

药征

药鉴

药镜

本草汇

本草便

法古录

食品集

上医本草

山居本草

长沙药解

本经经释

本经疏证

本草分经

本草正义

本草汇笺

本草汇纂

本草发明

本草发挥

本草约言

本草求原

本草明览

本草详节

本草洞诠

本草真诠

本草通玄

本草集要

本草辑要

本草纂要

识病捷法

药征续编

药性提要

药性纂要

药品化义

药理近考

炮炙全书

食物本草

见心斋药录

分类草药性

本经序疏要

本经续疏证

本草经解要

分部本草妙用

本草二十四品

本草经疏辑要

本草乘雅半偈

生草药性备要

芷园臆草题药

明刻食鉴本草

类经证治本草

神农本草经赞

艺林汇考饮食篇

本草纲目易知录

汤液本草经雅正

神农本草经会通

神农本草经校注

分类主治药性主治

新刊药性要略大全

鼎刻京板太医院校正分类青囊药性赋

方书

医便

卫生编

袖珍方

内外验方

仁术便览

古方汇精

圣济总录

众妙仙方

李氏医鉴

医方丛话

医方约说

医方便览

乾坤生意

悬袖便方

救急易方

程氏释方

集古良方

摄生总论

辨症良方

卫生家宝方

寿世简便集

医方大成论

医方考绳愆

鸡峰普济方

饲鹤亭集方

临证经验方

思济堂方书

济世碎金方

揣摩有得集

亟斋急应奇方

乾坤生意秘韫

简易普济良方

名方类证医书大全

南北经验医方大成

新刊京本活人心法

临证综合

医级

医悟

丹台玉案

玉机辨症

古今医诗

本草权度

弄丸心法

医林绳墨

医学碎金

医学粹精

医宗备要

医宗宝镜

医宗撮精

医经小学

医垒元戎

医家四要

证治要义

松厓医径

济众新编

扁鹊心书

温　病

内　科

女　科

秘珍济阴
女科万金方
彤园妇人科
女科百效全书
叶氏女科证治
妇科秘兰全书
宋氏女科撮要
节斋公胎产医案
秘传内府经验女科

儿　科

婴儿论
幼科折衷
幼科指归
全幼心鉴
保婴全方
保婴撮要
活幼口议
活幼心书
小儿病源方论
幼科百效全书
幼科医学指南
活幼心法大全
补要袖珍小儿方论

外　科

大河外科
外科真诠
枕藏外科
外科明隐集
外科集验方
外证医案汇编
外科百效全书
外科活人定本
外科秘授著要
疮疡经验全书
外科心法真验指掌
片石居疡科治法辑要

伤　科

正骨范
伤科方书
接骨全书
跌打大全
全身骨图考正

眼　科

目经大成
目科捷径
眼科启明
眼科要旨
眼科阐微
眼科集成
眼科纂要
银海指南
明目神验方
银海精微补
医理折衷目科
证治准绳眼科
鸿飞集论眼科

眼科开光易简秘本

眼科正宗原机启微

咽喉口齿

咽喉论

咽喉秘集

喉科心法

喉科杓指

喉科枕秘

喉科秘钥

咽喉经验秘传

养　　生

易筋经

山居四要

寿世新编

厚生训纂

修龄要指

香奁润色

养生四要

养生类纂

神仙服饵

尊生要旨

黄庭内景五脏六腑补泻图

医案医话医论

纪恩录

胃气论

北行日记

李翁医记

两都医案

医案梦记

医源经旨

沈氏医案

易氏医按

高氏医案

温氏医案

鲁峰医案

赖氏脉案

瞻山医案

旧德堂医案

医论三十篇

医学穷源集

吴门治验录

沈芊绿医案

诊余举隅录

得心集医案

程原仲医案

心太平轩医案

东皋草堂医案

冰壑老人医案

芷园臆草存案

陆氏三世医验

罗谦甫治验案

周慎斋医案稿

临证医案笔记

丁授堂先生医案

张梦庐先生医案

养性轩临证医案

养新堂医论读本

医　　史

综　　合